Neff's Kleine Hausbibliothek

Geschichte der Naturheilkunde

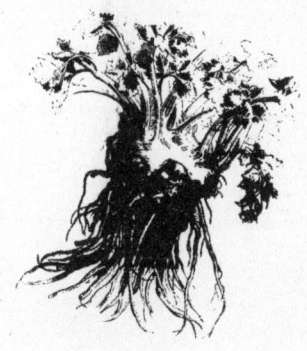

von
Maximilian Alexander

Verlagsunion Erich Pabel – Arthur Moewig KG, Rastatt

Neff ist ein Imprint der
Verlagsunion Erich Pabel – Arthur Moewig KG, Rastatt
© für diese Ausgabe 1993 by
Verlagsunion Erich Pabel – Arthur Moewig KG, Rastatt
Alle Rechte vorbehalten
Textbearbeitung: Helga Marie Linsbauer
Umschlaggestaltung: Steinkämper Grafikdesign, Münster
Printed in Germany 1993
Druck und Bindung: Elsnerdruck, Berlin
ISBN: 3-8118-5830-0

Inhalt

Hippokrates

»Der Arzt kuriert — die Natur heilt!«

Diese zweieinhalb Jahrtausende alte Erkenntnis ist das Fundament der Naturmedizin unserer Tage. Wir verdanken sie Hippokrates (460 – 377 v. Chr.), dem bedeutendsten Arzt des Altertums und Begründer der wissenschaftlichen Heilkunde.

Hippokrates war Grieche und stammte von der Ägäisinsel Kos, unweit der Küste Kleinasiens. Seine Familie gehörte dem Geschlecht der Asklepiaden an, das seine Herkunft direkt auf Asklepios, den Gott der Heilkunst, zurückführte. Wie alle seine männlichen Verwandten wurde auch Hippokrates traditionsgemäß zum Arzt ausgebildet und praktizierte später in vielen Städten Griechenlands.

Berühmt wurde er nicht allein durch spektakuläre Heilerfolge, sondern vor allem durch die Art und Weise, wie diese zustande kamen. Im Gegensatz zur vorherrschenden Lehrmeinung verstand er sich als Helfer der Natur und sah es als wichtigste Aufgabe des Arztes an, mit seiner Therapie die Selbstheilungskräfte im Körper des Patienten zu stärken.

Krankheit beschränkte sich nach seiner Erfahrung auch niemals auf ein Organ oder ein bestimmtes Körperteil. Sie war stets Ausdruck einer Allgemeinerkrankung, deren Ursachen man ergründen mußte. Daher seine Forderung:

»Es ist immer der ganze Mensch, der behandelt werden muß!«

Daß die Behandlung sich nach dem Kranken und nicht nach der Krankheit zu richten habe, war für Hippokrates selbstverständlich. Eine Therapie nach starren Regeln und Gesetzen, wie sie damals auch praktiziert wurde, lehnte er ab. Sie war nach seiner Erkenntnis ungeeignet, einen echten Heilungsprozeß in Gang zu bringen. Dazu bedurfte es ärztlicher Kunst, die ein angeborenes Talent voraussetzte.

»Von allen Künsten ist die ärztliche Kunst die vornehmste«, lehrte Hippokrates seinen zahlreichen Anhängern, die seine Erkenntnisse weiterverbreiteten und seine Behandlungsweisen übernahmen. So entstand die *Schule von Kos*, eine alternative Richtung der medizinischen Wissenschaft und Urform der Naturmedizin unserer Tage.

Erstaunlich viel von dem, was Hippokrates lehrte, hat die Jahrtausende überdauert und gilt im Prinzip – unter Naturmedizinern – immer noch als richtig. So definierte er beispielsweise Krankheit als

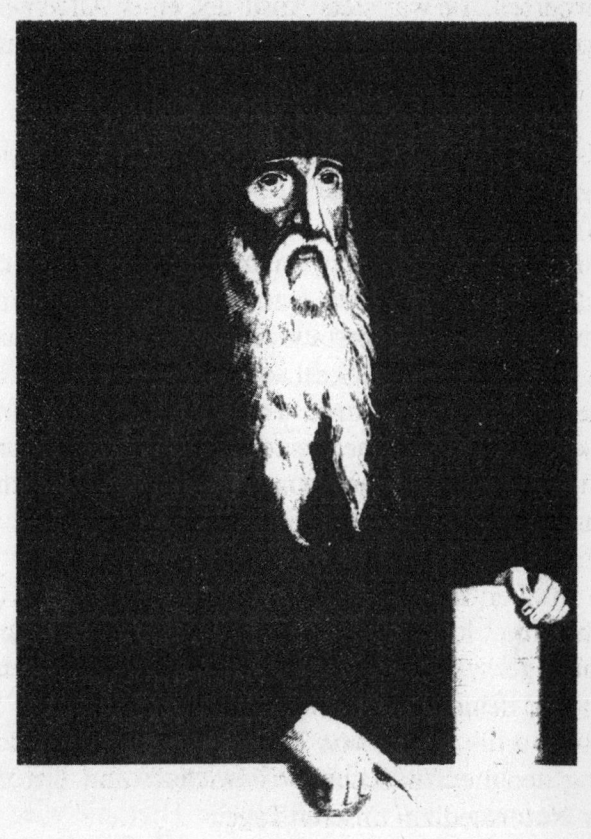

Hippokrates

Ausdruck eines Abwehrkampfes des *Fließsystems Mensch* gegen Schädigungen durch innere und äußere Schadstoffe – eine Störung der Eigenregulation des Körpers, verbunden mit Anpassungsschwierigkeiten an die körperlichen und seelischen Belastungen durch die Lebensumstände.

Auch seine Verordnungen lesen sich alles andere als »antiquiert«. Da ist die Rede von Bädern, Güssen und Massagen, von der großen Bedeutung der Haut und der Heilkraft von Luft- und Sonnenbädern. Wohlbekannt war ihm die Rolle der Ernährung in der Therapie. Er empfahl seinen Patienten Diätkuren mit hohem Rohkostanteil, und bei akut fieberhaften Erkrankungen verordnete er Fastentage und gründliche Darmentleerung mit Klistieren, Abführmitteln oder Zäpfchen. Alles ganz im Sinne heutiger Naturmediziner.

Was Hippokrates damals als Hauptursache krankhafter Störungen ansah, ist es bis heute geblieben: falsche Ernährung, Streß in Umwelt und Beruf, ausschweifender Lebenswandel. Das dadurch aus den Fugen geratene innere Gleichgewicht des Patienten mußte durch die ärztliche Therapie wiederhergestellt werden, bevor der eigentliche Heilungsprozeß stattfinden konnte.

Daß Körper und Seele eines Menschen untrennbar miteinander verbunden sind, stand für Hippokrates schon damals fest. Eine wichtige Heilungsvoraussetzung war für ihn daher die positive Denkweise des Patienten. Nie durfte er sich aufgeben und an seiner Krankheit verzweifeln. Negative Gedanken würden seinen Zustand unweigerlich verschlimmern, während eine positive Grundstimmung die Heilung förderte. »Heiterkeit entlastet das Herz«, hatte er erkannt. Der Satz könnte von einem Psychotherapeuten unserer Tage stammen.

Sein eigenes Wissen, die Erfahrungen seiner Schüler und Anhänger, kombinierte Hippokrates mit Überlieferungen der Ägypter, Babylonier und Inder. So entstand ein umfangreiches Schrifttum, das ihn als Begründer der wissenschaftlichen Heilkunst ausweist. Immer wieder ist darin von der großen Verantwortung des Arztes für Gesundheit und Leben seiner Mitmenschen die Rede. Die ihm daraus erwachsenden Aufgaben und Pflichten faßte er in ethischen Leitsätzen zusammen, die als *Eid des Hippokrates* auch noch von den Ärzten des Atomzeitalters als verbindlich bezeichnet werden.

Unter anderem heißt es da: »Meine Verordnungen werde ich treffen zu Nutz und Frommen der Kranken nach bestem Vermögen und Urteil. Immer will ich eintreten zum Heile der Kranken, mich enthalten jeder vorsätzlichen und verderblichen Schädigung.«

Von Kritikern müssen sich die Vertreter der mit den Chemiekonzernen kooperierenden Schulmedizin unserer Tage allerdings vorhalten lassen, zumindest unbewußt das Gegenteil von dem zu bewirken, was Hippokrates von ihnen forderte. Diese Problematik wird noch ausführlich im Beitrag über die *Menschengiftlehre* des Professors Hans-Heinrich Rekkeweg behandelt werden.

Paracelsus

Als Ahnherr der Naturmedizin im deutschen Sprachraum gilt der Arzt und Naturforscher Theophrastus Bombastus von Hohenheim (1493 – 1541), der sich Paracelsus nannte.

Er wurde im schweizerischen Wallfahrtsort Einsiedeln als Sohn eines Arztes geboren. Schon als Kind nahm er regen Anteil am Beruf des Vaters, und es war seine größte Freude, wenn er ihm bei der Behandlung der Kranken zusehen durfte.

Als er schon verständiger war, nahmen ihn die Eltern mit zum Heilkräutersammeln. Dabei klärten sie ihn über die wunderbaren Eigenschaften der Pflanzen und ihre Wirkung auf den Menschen auf. Zu Hause verfolgte er dann gespannt, wie die Kräuter erst getrocknet und pulverisiert, später mit Mineralien und anderen Zutaten zu Arzneimischungen verarbeitet wurden, deren Zusammenstellung, Sinn und Zweck der Vater seinem wißbegierigen Sprößling geduldig veranschaulichte. Diese Kindheitserfahrungen prägten ihn für sein späteres Leben.

In Villach, wo der Vater als Stadtarzt beschäftigt war, besuchte er die höhere Schule und wurde anschließend Lehrling bei einem berühmten Alchimisten. Hier lernte er alles über das Wesen und die Eigenschaften der Metalle, Salze und Gesteine. Insbesondere sammelte er Erfahrungen in der Scheidekunst, Gold, Quecksilber, Arsen, Antimon in möglichst reiner Form zu gewinnen.

Nach dem Studium im italienischen Ferrara wurde Paracelsus mit einundzwanzig Jahren Doktor der Medizin. Es reizte ihn jedoch nicht, sich als Arzt niederzulassen und ein bürgerliches Leben zu führen. Statt dessen trieben ihn Abenteuerlust und Wissensdurst in die Ferne. Zu Fuß und zu Pferd, auf Karren und Schifferbooten durchquerte er ganz Europa von Süd nach Nord, von West nach Ost. Ohne Doktortalar, Barett und Kette unter fahrendem Volk, Gauklern, Zigeunern. Wo er rastete, behandelte er die Kranken, ohne dabei einen Unterschied zwischen Arm und Reich zu machen.

Wegen seiner außergewöhnlichen Heilerfolge erwarb er sich im Lauf der Jahre den Ruf eines Wunderdoktors. Sehr zum Ärger der etablierten Ärzteschaft, die ihn der Quacksalberei bezichtigte und mit Haß und Verachtung strafte.

Tatsächlich war Paracelsus unter den Medizinern seiner Zeit ein krasser Außenseiter, und er selbst tat alles, um die Kluft noch zu vertiefen. Er hatte den Mut, die geltenden Lehren öffentlich als Irrlehren anzuprangern. Seine Kollegen, bei denen die Erkenntnisse des Hippokrates nichts mehr galten, nannte er »Kurpfuscher, Ölgötzen, Leutebescheißer«, die nur an ihre eigenen Geldbeutel dächten. Einigen berühmten Medizinpäpsten warf er sogar vor, sie füllten die Kirchhöfe mit ihrer »Mörderei«. Überliefert ist von ihm der Ausspruch: »Viele Herren und Kaiser müssen vorzeitig sterben, weil ihre Ärzte ihnen mehr zum Tode als zum Leben verhelfen.«

Auch die Apotheker machte er sich zu Feinden, indem er sie als Helfershelfer der Ärzte und Hersteller von »Drecksmedizin« bezeichnete. Völlig zu Recht übrigens, denn die Arzneien bestanden zu jener Zeit überwiegend aus so ekelerregenden Ingredienzen wie zerriebenen mumifizierten Leichenteilen oder getrockneten und mit Kräutern vermischten Exkrementen. Die Medizin befand sich auf dem absoluten Tiefpunkt. Unwissen, Geldgier, Borniertheit sowie Menschenverachtung prägten das Bild der Heilberufe.

Es konnte auch kaum anders sein in einer Epoche, in der überall in Europa Hexenprozesse stattfanden und Scheiterhaufen loderten. Paracelsus wetterte gegen den pervertierten Zeitgeist und beklagte das schreckliche Schicksal der armen, unschuldigen Opfer. Doch es war ein Kampf gegen Windmühlenflügel, der ihm nichts anderes einbrachte als den Zorn der mächtigen Beamtenschaft. Sicher trug das auch mit dazu bei, daß ihm viele seiner hochgestellten Patienten das vereinbarte Honorar verweigerten, nachdem er sie geheilt hatte.

Nur selten kam er in einer Stadt vorübergehend zur Ruhe. So etwa in Straßburg, wo er an der Schule für Wundarznei lehrte. Oder in Basel, wo man ihm eine Stelle als Stadtarzt und Universitätsprofessor angeboten hatte. Das verdankte er der Fürsprache eines einflußreichen Patienten, dessen Bein er vor der Amputation bewahren konnte.

Doch er selbst sorgte dafür, daß diese Episoden nie sehr lange dauerten. Allzusehr war er von dem Wunsch besessen, die Medizin zu reformieren und der reinen Lehre des Hippokrates den Weg zu bereiten. In seinem heiligen Zorn auf die Bewahrer des Rückschritts kannte er keine Grenzen. Er klagte an, er schmähte und schreckte selbst vor Tätlichkeiten nicht zurück. Beispielsweise drang er in Apotheken ein und warf die Töpfe und Tiegel mit »Drecksmedizin« hinaus auf die Gasse. Zwangsläufig verschwor sich über kurz oder lang alles gegen den unbequemen Mann. Selbst seinen Gönnern wurde er lästig, so daß sie ihn schließlich nicht ungern weiterziehen ließen.

Um so erstaunlicher, daß Paracelsus trotz dieses unsteten, strapaziösen Lebens an die zweihundert wis-

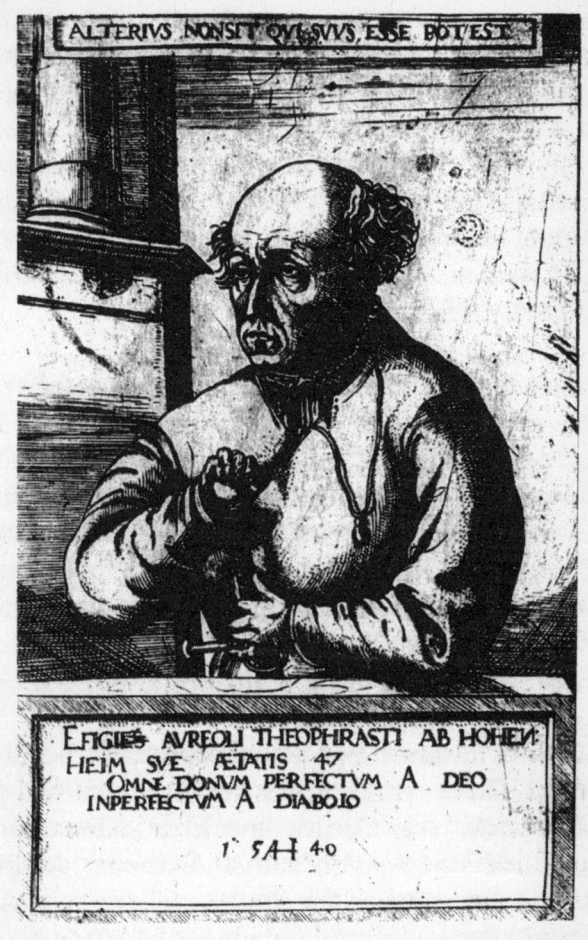

Paracelsus

senschaftliche Werke hinterlassen konnte. Mit ihnen gab er den Extrakt seiner Forschungen und Erfahrungen an die Nachwelt weiter. Viele enthalten Behandlungsanweisungen für Krankheiten aller Art. Die dabei verwendeten Arzneien hatte er entweder selbst entwickelt oder auf seinen Reisen von weisen Frauen und Männern erfahren. Stets aber waren es Heilmittel aus der »Apotheke der Natur«, die − ganz im Sinne des Hippokrates − dem Kranken keinerlei Schaden zufügen durften.

Mit neuen Methoden erforschte Paracelsus die Wirkung des Wassers auf den Menschen und wurde damit zum geistigen Vater der Bäderheilkunde. Er fand neue Wege zur Behandlung von Nieren- und Gallensteinen, von Gicht und Rheuma. Er schrieb ein wegweisendes Werk unter dem Titel *Die große Wunderarzney* sowie eine Generalabrechnung mit der medizinischen Wissenschaft: *Vom Irrgang der Ärzte* (Labyrinthus medicorum errantium).

Als erster in dieser Epoche wissenschaftlicher Finsternis erkannte er den Menschen als Spiegelbild des Kosmos, der von Gestirn und Erde, Klima, Erbmasse und Imagination zum Individuum geformt wurde. Und es stand für ihn zweifelsfrei fest, daß Leib und Seele eine untrennbare Einheit darstellten.

Paracelsus starb im Alter von nur 48 Jahren, einsam, ohne Freunde und Vermögen. Erst Jahrhunderte nach seinem Tod begriff die Nachwelt die Größe und Genialität dieses Mannes, der — von seiner Umwelt gehaßt, verachtet, verleumdet und verspottet — zu den Lehren und Erkenntnissen des Hippokrates zurückfand und die Stärkung der Selbstheilungskräfte des Menschen als oberste Aufgabe des Arztes bezeichnete.

Sigmund und Johann Sigmund Hahn – die »Wasserhähne«

Sigmund Hahn (1664 – 1742) und sein Sohn Johann Sigmund Hahn (1696 – 1773) praktizierten als Ärzte in der schlesischen Stadt Schweidnitz. Sie waren die Väter der Wasserheilkunde in Deutschland, daher der scherzhafte Beiname *Wasserhähne*.

Wasser war für die Hahns das wichtigste Therapiemittel aus der »Apotheke der Natur«. Sie wendeten es bei ihren Patienten innerlich und äußerlich in Form von Bädern, Packungen, Umschlägen und Klistieren an. Ihre These lautete: »Die Wasserbehandlung öffnet der Natur den von ihr selbst für richtig erkannten Weg zur Heilung. Der Arzt kann diese Heilung nur einleiten.«

Damit befanden sie sich in voller Übereinstimmung mit der überlieferten Denkweise des Hippokrates: »Der Arzt kuriert – die Natur heilt.« Aber auch Erkenntnisse der heutigen Naturmedizin waren den Hahns bereits vertraut. Beispielsweise die Bedeutung der Haut als großes Ausscheidungsorgan für

Schadstoffe aller Art. Und ihnen war auch bekannt, daß es sich bei Schweiß und Ausschlag um Entgiftungsreaktionen des Körpers handelte, die nicht unterdrückt werden durften. Wenn man zum Beispiel einen Ausschlag mit Salben behandelte, würden die Gifte in den Körper zurückgetrieben und dort gefährliche Schäden verursachen.

Schließlich verordneten die Hahns Fastenkuren, Diät und Rohkost als wichtige Therapiemittel. Auch darin waren sie den Ärzten ihrer Zeit weit voraus. Darum ging wohl auch ihr größter Wunsch nicht in Erfüllung. Noch zu ihren Lebzeiten, so hatten sie gehofft, würden ihre in mehreren Büchern dargelegten Erkenntnisse Schule machen und zum Allgemeingut ihrer Kollegen werden. Wasser als Universalheilmittel – das erschien den hochgelehrten Herren Doktores wohl zu simpel.

Samuel Hahnemann

Die Homöopathie ist eine der wichtigsten Säulen der modernen Naturmedizin. Der Begründer dieser alternativen medizinischen Methode ist Dr. Samuel Hahnemann (1755 – 1843).

Hahnemann wurde in Meißen geboren, wo sein Vater als Maler für die weltberühmte Porzellanmanufaktur tätig war. Sein Leben war Kampf gegen die herrschende schulmedizinische Wissenschaft, wobei er als einzelner zwangsläufig meist der Unterlegene war.

Schon während des Medizinstudiums in Leipzig machte er sich bei den Professoren unbeliebt, weil er die »Frechheit« besaß, die Richtigkeit ihrer Thesen öffentlich in Frage zu stellen. Vor allem hielt er es für falsch, Krankheitssymptome wie Fieber, Ausschlag, Entzündungen und dergleichen radikal zu unterdrücken. Statt dessen – so meinte er – müsse man dem Patienten Mittel verabreichen, die die natürlichen Vorgänge in seinem Körper unterstützten.

Daß man den aufmüpfigen Studenten sehr bald aus Leipzig abschob, ist nicht weiter verwunderlich. Nicht viel anders erging es ihm in Wien, wo er durch ständiges Zwischenfragen und Gegenreden während der Vorlesungen unliebsam auffiel. Ein wohlmeinender Professor vermittelte dem fanatischen Wahrheitssucher schließlich eine Bibliothekarstelle beim Gouverneur von Siebenbürgen. In seiner Freizeit konnte er jetzt seine Studien ohne materielle Sorgen fortsetzen und sich noch seinem Lieblingsthema widmen, der Heilpflanzenkunde. So gelang es ihm auf Umwegen, an der Universität von Erlangen seinen Doktor zu machen.

Hahnemann blieb konsequent. Er machte auch jetzt keinerlei Gebrauch von der mühsam erlernten Schulmedizin und verzichtete damit − zumindest für einige Jahre − auf ein ruhiges, gesichertes Leben als niedergelassener Arzt. Statt dessen zog er mit einem ziemlich armseligen, von zwei mageren Gäulen gezogenen Planwagen durch die Lande, der ihm Wohnung und Praxis zugleich war. »Zigeunerdoktor« nannten ihn die Leute, wohl auch wegen seiner unorthodoxen Behandlungsweise mit selbst hergestellten Tinkturen und Kräutermischungen. Aber die Mittel halfen und verschafften ihm regen Zulauf. Dabei kam er seinem großen Ziel immer näher: Mittel herzustellen, die dem Kranken nicht schaden konnten und statt dessen die Selbstheilungskräfte seines Körpers unterstützten.

In den folgenden Jahren vollbrachte Dr. Hahnemann eine Pionierleistung von epochemachender

Bedeutung. Als erster Arzt der Menschheitsgeschichte testete er die Wirkung von Arzneigrundsubstanzen an sich selbst, also am gesunden Menschen. Damit war eine neue Forschungsmethode geboren: die *experimentelle Pharmokologie* oder auch *Arzneimittelprüfung*, die das moderne Zeitalter der Medizin einleitete.

Bei seinen Versuchen mit diversen Natursubstanzen stellte Hahnemann fest, daß sie bei Gesunden krankhafte Erscheinungen erzeugten. In geringeren Dosierungen konnten dagegen die gleichen Substanzen Kranke von diesen Erscheinungen heilen. Damit war gleichzeitig der wissenschaftliche Beweis für die Richtigkeit einer Erkenntnis, die schon Paracelsus vorgebracht hatte: »Die Dosis macht das Gift.«

Hahnemann stellte, durch viele tausend Tests und Prüfungen bewiesen, um 1796 eine Ähnlichkeitsregel auf: »Ähnliches kann mit Ähnlichem geheilt werden.« Folgerichtig nannte man seine Methode *Homöopathie* (nach dem griechischen *homöo* = ähnlich).

Die sogenannten *Arzneimittelbilder* von rund zweitausendfünfhundert Natursubstanzen sind inzwischen genau bekannt. Unter ihnen kann der homöopathische Arzt nach gründlicher Diagnose diejenigen auswählen, die dem Krankheitsbild seines

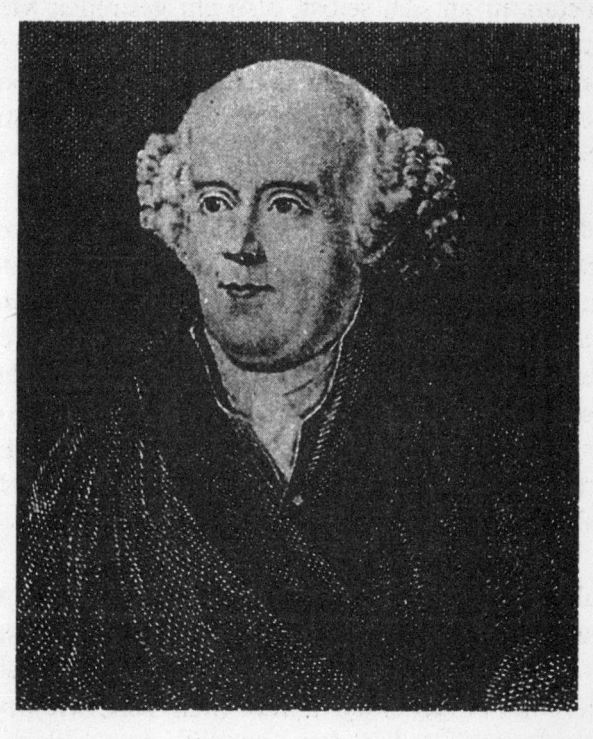

Samuel Hahnemann

Patienten am ähnlichsten sind. Sie werden in homöopathischen Dosierungen verabreicht, das heißt in Alkohol verdünnt oder in Milchzucker verrieben, wenn sie nicht löslich sind.

Die Verdünnungsgrade sind in der Regel sehr hoch, und schon aus diesem Grund macht die konservative Schulmedizin seit Hahnemanns Zeiten Front gegen die Homöopathie. Schließlich müssen Krankheitssymptome nach herrschender Lehrmeinung mit den Waffen der Chemie unterdrückt werden. Homöopathische Arzneimittel hält man jedoch nach Art und Beschaffenheit für viel zu schwach, um überhaupt in irgendeiner Weise wirksam zu sein. Untersuchungsergebnisse objektiver Wissenschaftler, die solche Argumente widerlegen, werden einfach ignoriert.

Auch ein anderes Vorurteil hat sich längst als unhaltbar erwiesen. Heilungen durch homöopathische Arzneimittel, so heißt es im schulmedizinischen Lager, kämen einzig und allein durch den grenzenlosen Glauben des Kranken an seinen Arzt und ein an sich wirkungsloses Medikament zustande. Damit läßt sich allerdings nicht die Tatsache erklären, daß die homöopathischen Präparate bei Säuglingen und Tieren besonders rasch und intensiv wirken. Ausgerechnet dann also, wenn Autosuggestion und Placeboeffekte ausgeschlossen sind.

Seit Hahnemann wissen wir, daß der menschliche Organismus auf feinste Reize und Impulse reagiert. Massive Eingriffe können dagegen eher schaden als nützen. Das wird von der Schulmedizin nicht einmal bestritten. Nach ihrer offiziellen Ansicht gibt es kein wirksames Medikament ohne schädigende Nebenwirkungen.

Weil nicht sein kann, was nicht sein darf, wurde Hahnemann von einem Großteil der Ärzteschaft der Quacksalberei bezichtigt und leidenschaftlich bekämpft. Ständig mußte er sich unqualifizierter Angriffe und übelster Verleumdungen erwehren. Zwar fehlte es ihm nicht an Patienten, die ihn – nachdem er sie von hoffnungslos scheinenden Leiden geheilt hatte – vergötterten. Doch sein Leben blieb unstet, bis er sich dann doch noch in Leipzig etablieren konnte. Da war er bereits 57 Jahre alt.

Wie sehr er unter den Gemeinheiten gehässiger Kollegen litt, beweist die Tatsache, daß er sich mit 80 noch entschloß, Deutschland zu verlassen und nach Paris überzusiedeln. Offenbar wußten die Franzosen den Segen der Homöopathie besser zu würdigen, denn in den letzten Jahren seines Lebens erwarb Hahnemann noch ein beachtliches Vermögen, bevor er im 89. Lebensjahr starb.

Aus neuesten Untersuchungen geht interessanterweise hervor, daß die Fronten zwischen Schulmedizin und Homöopathie nicht mehr so starr verlaufen, wie es den Anschein hat. So halten etwa nur 25 Prozent der Ärzte das auf der Universität erlernte Wissen für der Weisheit letzten Schluß, und mindestens 40 Prozent verordnen von Fall zu Fall auch homöopathische Mittel.

Christoph Wilhelm Hufeland

»Die Medizin soll sich immer als Werkzeug der inneren Heilkraft betrachten. Jeder Kranke ist ein Tempel der Natur!« Das konnte auch Hippokrates nicht klarer und eindrucksvoller formulieren. Etwa zweitausend Jahre nach dem Tod des Urvaters der Naturmedizin fand er in dem deutschen Arzt Christoph Wilhelm Hufeland (1762 – 1836) einen würdigen Nachfolger.

Wie Hippokrates stammte auch Hufeland aus einer alten Arztfamilie. Geboren im thüringischen Bad Langensalza, studierte er in Jena Medizin und übernahm unmittelbar nach Erlangung der Doktorwürde die Praxis seines Vaters in Weimar.

Diese Entwicklung erwies sich für den jungen Arzt als Glücksfall, der sein weiteres Leben günstig beeinflußte. Denn in Weimar gehörte er bald zum Freundeskreis der dort ansässigen geistigen Elite: Goethe, Schiller, Herder, Wieland, Fichte und Jean Paul. Wenn es notwendig war, ließen sie sich auch von ihm behandeln. Auf Goethes Fürsprache ernannte der Herzog von Weimar den erst einunddreißigjährigen Hufeland zum Professor der Medizin an der Jenaer Universität, was mit dem Titel eines Hofrats und Leibarztes verbunden war.

Als Lehrer der Heilkunde im hippokratischen Sinn war Hufeland ungewöhnlich erfolgreich. Insbesondere seine Vorlesungen über richtige Ernährung und Lebensverlängerung zogen oft über fünfhundert Zuhörer an. Der Erfolg bei seinen Studenten ermutigte ihn, ein Buch über dieses Thema zu schreiben.

Makrobiotik oder die Kunst, das menschliche Leben zu verlängern wurde zu seinen Lebzeiten ein Bestseller und in viele Sprachen übersetzt, sogar ins Chinesische. Noch heute gehört es zu den Standardwerken über natürliche Lebensformen und Heilweisen und sichert dem Autor damit einen hervorragenden Platz unter den Vorläufern der modernen Naturmedizin.

In seiner Makrobiotik geht Hufeland vom Begriff der Lebenskraft aus, deren Stärke und Intensität individuell verschieden sei. Diese Lebenskraft zu stärken und ihre allzu rasche Abnutzung zu vermeiden, muß oberstes Ziel der Therapie sein.

Im Gegensatz zur konservativen Medizin, deren Bestreben (damals wie heute) die schnellstmögliche Unterdrückung der Krankheitssymptome war,

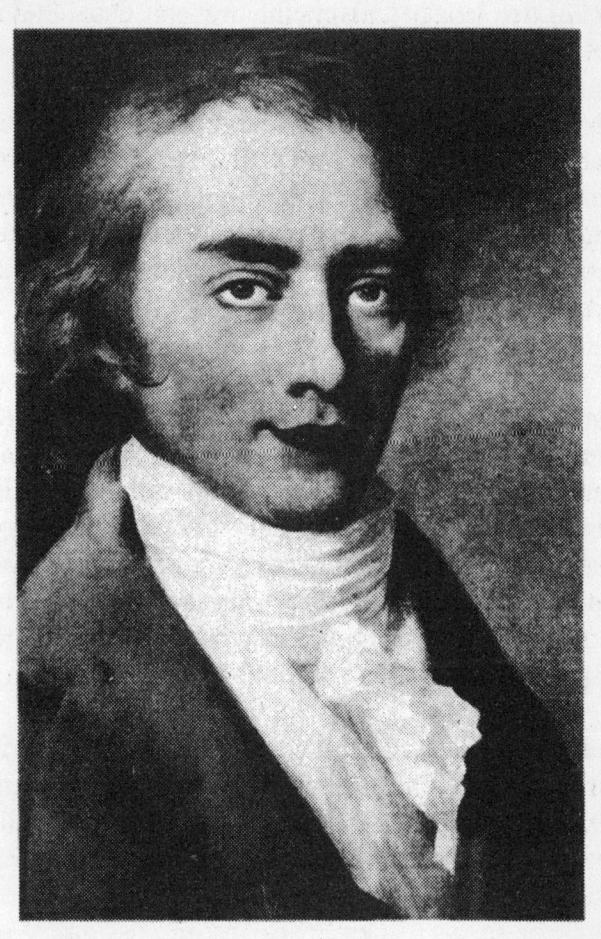

Christoph Wilhelm Hufeland

ohne Rücksicht darauf, ob die dabei angewandten Methoden und Medikamente das Leben des Patienten womöglich verkürzten, suchte die Makrobiotik also einzig und allein Mittel und Wege zur Lebensverlängerung. Zu diesen Therapiemitteln gehörten unter anderen Licht, Luft, Wärme, Wasser, vernünftige Lebensweise, fleischarme Ernährung, Bewegung in frischer Luft, Klistiere und Kräutertees. Alles Maßnahmen, die in der modernen Naturmedizin selbstverständlich geworden sind.

Hufeland verbot seinen Patienten das Rauchen und riet zu bequemer, hautfreundlicher Kleidung. Besonders wichtig war für ihn Eßdisziplin, das heißt langsames und gründliches Kauen, damit die Speisen gut eingespeichelt wurden. Und weil Seele und Körper auch für ihn eine untrennbare Einheit bildeten, lautete seine Mahnung: »Seelische Ruhe, Heiterkeit und Zufriedenheit sind die Grundlagen für Glück und Gesundheit sowie für ein langes Leben.«

Die größte Ehre seines Lebens wurde Hufeland im Jahre 1800 zuteil: Preußens König Friedrich Wilhelm III. berief ihn als Leibarzt nach Berlin und ernannte ihn außerdem zum Mitglied der Akademie der Wissenschaften, zum Ersten Arzt der Charité und zum Direktor der ärztlichen Prüfungskommission.

Er nutzte seine Ämter, um zahlreiche Verbesserungen auf dem Gesundheitssektor durchzusetzen. Er ließ neue Krankenhäuser bauen und setzte beim König die Eröffnung einer Poliklinik durch, in der die Armen unentgeltlich behandelt wurden.

Vor allem unterschied sich Hufeland von seinen Kollegen durch sein überzeugtes Bekenntnis zur hippokratischen Ganzheitsbetrachung des Menschen. Und das zu einer Zeit, in der sich die medizinische Wissenschaft immer mehr auf das einzelne Organ konzentrierte, was bekanntlich zur Einführung der verschiedenen Facharztbereiche und zum Verlust der Gesamtschau führte.

Zwar war auch er Angriffen aus der andersdenkenden Ärzteschaft ausgesetzt — so zum Beispiel als er einer Abhandlung über »Die äußerliche Anwendung des kalten Wassers zur Mäßigung des Fiebers« einen Preis zuerkannte —, doch wegen seiner hohen Stellung hielt sich die Kritik in Grenzen.

Dieser populärste deutsche Arzt in der ersten Hälfte des 19. Jahrhunderts war als Mensch überaus bescheiden. Als König Friedrich Wilhelm III. ihn wegen seiner großen Verdienste in den Adelsstand erheben wollte, lehnte er dies kategorisch ab. Anläßlich seines 50jährigen Arztjubiläums verlieh ihm der König statt dessen in einem Festakt einen hohen Orden.

Drei Jahre danach starb Christoph Wilhelm Hufeland im Alter von 74 Jahren.

Vinzenz Prießnitz

Der Erfolg alternativer Heilmethoden in der modernen Naturmedizin ist zum Großteil das Verdienst von Nicht-Ärzten, also medizinischen Laien. Der erste dieser Bahnbrecher war der Bauernsohn Vinzenz Prießnitz (1799 – 1851). Er lebte in Freiwaldau (heute Jeseník) am Gräfenberg. Ihm fehlten eigentlich alle Voraussetzungen, ein Heilkundiger zu werden. Insbesondere war seine Schulbildung nur mangelhaft, denn er mußte schon früh auf dem elterlichen Hof mitarbeiten. Doch die Natur erwies sich als sein bester Lehrmeister.

Durch ein Kindheitserlebnis wurde er auf die Heilkraft des Wassers aufmerksam. Im Wald beobachtete er ein auf der Jagd angeschossenes Reh, das seine Wunde täglich in einer Quelle badete, bis es schließlich geheilt war. Jetzt wurde ihm auch klar, warum die Viehdoktoren kranke Rinder in feuchte Tücher einpackten. Daraus ergab sich für den kleinen Vinzenz die logische Schlußfolgerung: »Was für Tiere gut ist, wird auch dem Menschen nicht schaden.«

Von da an probierte er die heilende Wirkung des Wassers an sich selbst aus. Ein verstauchter Finger, eine Schürfwunde am Knie und andere Verletzungen, Verrenkungen – immer erwies sich das Wasser als hilfreich. Sogar eine Rippenquetschung, Folge eines Unfalls, kurierte er mit feuchtkalten Brustpackungen. Der Arzt hatte gemeint, er würde nie mehr gesund.

Mit sechzehn Jahren verfügte Prießnitz bereits über reichhaltige Erfahrungen in der Wasserbehandlung, was ihn unter den Bauern der Umgebung zu einer Berühmtheit machte. Statt den Arzt zu holen, suchten die Kranken und Gebrechlichen seinen Rat. Innerhalb von drei Jahren verbreitete sich sein Ruf überall im Land, und die Hilfesuchenden kamen von weit her, um sich von dem jugendlichen »Wasserdoktor« kurieren zu lassen. In Notfällen unternahm er sogar weite Reisen, um Bettlägerige mit seiner Wasserkur zu behandeln. Fast ausnahmslos hatten seine Patienten vorher jahrelang vergeblich bei Ärzten Heilung gesucht.

Anfangs waren es nur äußerliche Krankheitssymptome, die Prießnitz mit Waschungen und feuchtkalten Umschlägen kurierte. Mit der Zeit stellte er aber fest, daß sich auch innere Störungen auf diese Weise günstig beeinflussen ließen, beispielsweise geschwollene Glieder, Lähmungen, Leber- und Magenleiden, Verstopfung, Hämorrhoiden und Nervenschwäche.

Auf Drängen der vielen Hilfesuchenden baute er seine Behandlungsmethoden immer weiter aus, damit sie gegen immer mehr Krankheiten wirksam wurden. So entstand eine sinnvolle Kombination von Schwitzen und kalten Bädern, Bewegung und kalten Duschen, feuchten Umschlägen, Packungen und Wassertrinken. Dazu empfahl er Bergwanderungen, körperliche Arbeit und eine geregelte Lebensweise. Diese Maßnahmen bewirkten nicht nur eine tiefgreifende Reinigung des Körpers, sondern auch eine Aktivierung seiner Selbstheilungskräfte.

Später entwickelte er daraus eine Theorie, die heute zu den wichtigsten Erkenntnissen der modernen Naturmedizin gehört. Chronische Krankheiten – so Prießnitz – könne man nur heilen, wenn man sie in *akute* Krankheiten zurückverwandele. Damit stellte er sich in Gegensatz zu den Ärzten, die mit ihrer Unterdrückungstherapie häufig das Gegenteil erreichten, nämlich aus der akuten eine *chronische* Krankheit zu machen.

Mit seiner Wasserkur, hatte Prießnitz erkannt, konnte er den Verlauf chronischer Krankheiten so beeinflussen, daß sie wieder akut wurden und auf natürliche Weise geheilt werden konnten. Unabhängig von der Krankheit blieb die Art der Anwendung mehr oder weniger die gleiche, so daß nicht eigentlich die Krankheit behandelt wurde, sondern vielmehr der Mensch, dessen Gesundheit beeinträchtig war. Ganz im Sinne also des Hippokrates, von dem Prießnitz höchstwahrscheinlich nie etwas gehört hatte.

Reinigen und stärken, das waren die beiden Kernpunkte seiner Therapie. Zuerst mußte der Körper durch das Schwitzen gereinigt und entgiftet werden. Dann kräftigte das kalte Wasser Herz-, Kreislauf- und Drüsentätigkeit, Nerven und Atmung. Eine Ganzheitsbehandlung also mit dem Zweck, die Selbstheilungskräfte im Körper des Patienten so zu aktivieren, daß sie von sich aus mit der Krankheit fertig wurden.

Prießnitz war sich jedoch darüber klar, daß seine Kur recht strapaziös und nicht bei jedermann anwendbar war. Er hatte darum eine eigene Testmethode entwickelt, der sich jeder Hilfesuchende unterziehen mußte. Dabei ging es ihm nicht um die Krankheit des Patienten, sondern vielmehr um die Art und Weise, wie dieser auf die verschiedenen Behandlungsweisen reagierte. Keine *Krankheits-Diagnose* also, sondern eine *Reaktions-Diagnose*.

Das Ergebnis zeigte ihm, ob Herz, Kreislauf und Nervensystem des Patienten kräftig genug für die Behandlung waren und somit ein Erfolg erwartet werden durfte. Wer auf den Test nicht oder nur mangelhaft ansprach, wurde von ihm abgewiesen. Bei von vornherein aussichtslosen Fällen, wie beispielsweise völlig Gelähmten, die ein Wunder von ihm erwarteten, führte er erst gar keinen Test durch.

Mit Vorliebe behandelte Prießnitz Patienten mit akut fieberhaften Erkrankungen. Ihre Symptome wie Fieber, Entzündungen und Schweiß waren ja nichts anderes als der Beweis dafür, daß die Abwehrkräfte funktionierten und nur gekräftigt und unterstützt zu werden brauchten, um den Menschen gesund zu machen.

In der Regel sah ein typischer Kur-Tag so aus:

Frühmorgens wurde der Patient in warme Decken gepackt und zum Schwitzen gebracht. Darauf folgte ein schnelles kaltes Bad von vier bis sechs Grad Wassertemperatur, wodurch sich die Haut stark rötete. Dann gab es Frühstück, das generell aus selbstgebackenem Vollkornbrot mit Butter und kalter Milch bestand.

Anschließend stieg man gemeinsam – bei jedem Wetter – in flottem Tempo den Gräfenberg hinauf, wobei man wieder kräftig ins Schwitzen geriet. Oben gab's dann wieder eine Dusche aus künstlichen kleinen Wasserfällen unterschiedlicher Intensität.

Mittags wurde herzhaft gegessen. Es gab gebratenes oder gekochtes Fleisch, Gebirgsforellen, Mehlspeisen, Obst, Salat. Gemüse war eine Seltenheit, da es im Gebirge nicht angebaut wurde, und für die Beschaffung aus anderen Gegenden fehlten ja damals noch die Transportmittel. Getrunken wurde Quellwasser, als Dessert Vollkornbrot mit Butter und Ziegenkäse gereicht.

In der zweiten Tageshälfte wiederholte sich das Programm vom Vormittag. Alles in allem also eine Prozedur, die bei heutigen Kassenpatienten kaum Begeisterung erwecken würde und ein großes Maß an Selbstverleugnung erforderte. Prießnitz war der Auffassung: »Wer keinen Charakter hat, der bleibe weg von der Wasserkur.«

Aber seine Erfolge sprachen für sich und machten ihn weithin bekannt. So bekannt, daß ein regelrechter Andrang einsetzte und er sich der Heilungsuchenden kaum erwehren konnte. Aus ganz Europa kamen sie, zu Pferd und Wagen, denn andere Verkehrsmittel gab es ja nicht. Innerhalb von zehn Jahren stieg ihre Zahl von 45 auf 1700, darunter viele Vertreter des Adels, Fürsten, Grafen, hohe Offiziere. Nicht zu vergessen die große Zahl von Ärzten, die sich lieber vom »Wasserdoktor« Prießnitz behandeln ließen als von einem ihrer Kollegen.

Daß er damit zum Stein des Anstoßes für die etablierte Ärzteschaft wurde, versteht sich fast von selbst. Ganz besonders übel nahm man es ihm, daß er von seinen Kranken kein Geld forderte. Seinen Aufwand finanzierte er durch freiwillige Spenden, die ihm reichlich zuflossen und ihn darüber hinaus auch noch zum vermögenden Mann machten.

Den Höhepunkt der Anfeindungen gegen ihn bildete eine Anklage wegen »Zauberei, Hexerei, Kurpfuscherei und Übertretung gegen die Sicherheit des menschlichen Lebens«. Der Schwamm, mit dem er seine Patienten abrieb, wurde als »Werkzeug des Teufels« bezeichnet. Nachdem er auf dem Richtertisch in kleinste Stückchen zerlegt worden war, zeigte sich jedoch nichts, was ihn von einem gemeinen Badeschwamm unterschieden hätte. In einem wahrhaft salomonischen Urteil verbot der Richter Prießnitz hinfort das Benutzen von Schwämmen, ließ die übrigen Anklagepunkte aber fallen. Von da an wusch Prießnitz seine Patienten mit der bloßen Hand.

Ein Höhepunkt in seinem Leben war der Besuch in der Wiener Hofburg, wo er Erzherzog Anton auf dessen Wunsch über die Wirkungsweise seiner Wasserkur informierte. Seine Kaiserliche Hoheit zeigte sich sehr beeindruckt und kündigte ihm den Besuch einer Kommission an, die ein offizielles Gutachten über sein Wirken abgeben sollte. Falle es positiv aus, woran nicht zu zweifeln sei, werde man Prießnitz von höchster Stelle gestatten, ein großes Badehaus zu bauen.

Trotz der geharnischten Proteste und Anfeindungen aus dem gegnerischen Lager kam die kaiserliche Kommission unter dem Vorsitz von Hofrat Dr. med. Freiherr von Türkheim nach einwöchigem Aufenthalt am Gräfenberg zu dem Schluß, Prießnitz sei ein überaus verdienstvoller, ernst zu nehmender Mann, dessen Kuren man nicht geringschätzen dürfe. Prießnitz bekam einen Orden und wurde von der Wiener Universität für seine Verdienste um die Volksgesundheit ausgezeichnet. Jetzt konnten ihm seine Feinde nichts mehr anhaben.

Bald darauf ging auch der große Traum des »Wasserdoktors« in Erfüllung, und das neue Kurhaus wurde eingeweiht. Es war nach seinen Anweisungen gebaut worden und umfaßte Baderäume, Duschnischen, einen großen Speisesaal sowie Liege- und Wickelabteilungen.

Die neuen Räumlichkeiten waren auch dringend nötig, denn von Jahr zu Jahr wuchs die Zahl der Hilfesuchenden aus aller Herren Länder. Unter ihnen so berühmte Persönlichkeiten wie der aus Rußland angereiste Dichter Nikolai Gogol und der in Frankreich lebende polnische Komponist Frédéric Chopin.

Leider hielt sich der Mann, dem so viele Menschen Heilung von schweren Krankheiten verdankten, nicht an seine eigenen Regeln. Sein Wille zu helfen ließ ihn jede Rücksicht auf die eigene Gesundheit und Lebenskraft vergessen. Von vier Uhr früh bis zum späten Abend dauerte sein Arbeitstag, Muße war dabei nicht eingeplant. Selbst während des Mittagessens diktierte er seinem Sekretär Briefe. Als schließlich eine Lungentuberkulose bei ihm ausbrach, nahm er sich nicht die Zeit, sich selbst zu behandeln. Sein geschwächter Körper erlag dem Leiden im Alter von nur 52 Jahren.

Die Erkenntnisse des »Wasserdoktors« sind Bestandteil der Naturmedizin geworden. Überdauert hat ihn vor allem der *Prießnitz-Wickel*, den man heute noch beispielsweise bei fieberhaften Erkrankungen, Halsentzündungen und Stoffwechselstörungen anwendet. Dazu taucht man ein grobes Stück Leinen in zimmerwarmes Wasser, wringt es gut aus und legt es fest und glatt um den zu behandelnden Körperteil. Darüber gibt man ein trockenes Leintuch und dann noch ein Wolltuch. Dauer des Wickels: eine Stunde.

Die Kaltwasserkur als Universalheilmittel wäre für die Konstitution des heutigen Zivilisationsmenschen allerdings nicht mehr zu verkraften.

Johann Schroth

Daß zwei große Naturheiler in unmittelbarer Nachbarschaft aufwuchsen und dieselbe Dorfschule besuchten, war schon eine einmalige und höchst merkwürdige Schicksalsfügung.

Johann Schroth (1800 – 1856) lebte in Lindewiese am Gräfenberg, gleich »um die Ecke« von Prießnitz, mit dem er in Freiwaldau zur Schule gegangen war. Beide unterschieden sich in ihren Anschauungen und Behandlungsweisen jedoch grundsätzlich voneinander. Bei Prießnitz drehte sich alles um das kalte Wasser, Schroths Haupttherapiemittel waren feuchte Wärme, Hunger und Durst.

Als junger Mann diente Schroth bei der Kavallerie und wurde Bursche beim Veterinär. Bei ihm lernte er die Methoden zur Behandlung kranker Tiere kennen. Als sich dann der Ruhm seines Schulkameraden Prießnitz verbreitete, kam er auf den Gedanken, dessen Therapie kritisch unter die Lupe zu nehmen. Dabei stellte er fest, daß immerhin knapp ein Drittel der Prießnitz-Patienten die Kaltwasserkur nicht vertrugen und ungeheilt wieder abreisten. Das war für Schroth sicher der Hauptbeweggrund, nun seinerseits eine Behandlungsmethode zu entwikkeln, die sich in allen wesentlichen Punkten von der Prießnitz-Therapie unterschied.

Schroth setzte auf die Kombination von feuchten Schwitzpackungen mit einer besonderen Art des Fastens. Altbackene Brötchen als zeitweise einzige Nahrung und eine streng geregelte Flüssigkeitsaufnahme standen dabei im Vordergrund. An drei Tagen der Woche durften die Patienten sogar überhaupt nichts trinken, an den übrigen Tagen unterschiedliche Mengen Landwein, der therapeutisch ebenfalls bedeutsam war.

Seine Erfolge mit dieser Kur standen denen seines Schulkameraden in nichts nach. Schon bald, nachdem er zu praktizieren begonnen hatte, kamen auch zu ihm die Genesungsuchenden aus allen Gegenden Europas angereist. Sie mußten zwar mit für heutige Begriffe unvorstellbar langen Behandlungszeiten rechnen, doch das störte niemanden, denn man hatte ja damals viel mehr Zeit als heute. Allein die Vorkur dauerte schon zwei bis drei Wochen, die darauf folgende Hauptkur fünf bis acht Wochen. Eine Kurpause von ein bis zwei Wochen diente zur Erholung von der anstrengenden Therapie. Danach war — insbesondere bei chronischen Krankheiten — eine weitere Hauptkur von fünf bis sechs Wochen erforderlich. Diesem Wechsel unterzog sich der Patient so lange, bis er vollkommen gesund war.

Auch Schroth wurde von Ärzten, die sich als einzig legitime Hüter der Volksgesundheit sahen, verleumdet und der Quacksalberei bezichtigt. Mehrmals mußte er deswegen vor Gericht. Doch durch die Fürsprache hoher Gönner wurde er vollkommen rehabilitiert und als Naturheiler anerkannt. Der prominenteste unter seinen Verteidigern war Prinz Wilhelm von Württemberg. Ihm hatte Schroth das Bein gerettet, nachdem dessen Amputation von den Ärzten als unvermeidbar bezeichnet worden war.

Leider opferte auch Schroth sich allzusehr für das Wohl seiner Patienten auf, ohne dabei an die eigene Gesundheit zu denken. So starb er im Alter von nur 56 Jahren an Herzversagen und einem Leberleiden.

Die *Schroth-Kur* wurde von seinen Nachfahren weitergeführt und von Generation zu Generation den neuesten Erkenntnissen auf dem Gebiet der Naturheilkunde angepaßt. Die bedeutendsten Zentren entstanden nach dem Zweiten Weltkrieg in Oberstaufen im Allgäu und im österreichischen Obervellach. Chronisch Kranke aus aller Welt suchen dort Heilung.

Die Kur dauert inzwischen nur noch drei Wochen, hat aber dank des höheren Wissensstandes eine ungleich größere Wirkung als zu Lebzeiten ihres Begründers. Heute wie damals beinhaltet die Behandlung eine Spezialdiät mit exakt berechneter Flüssigkeitsmenge, kombiniert mit feuchtwarmen Packungen, Massagen und anderen begleitenden Maßnahmen.

Bei der Diät steht das sogenannte *Kurgebäck* (altbackene Semmeln) im Vordergrund. Es gibt sie morgens und abends, dazu Gemüsesuppen oder einen Brei aus Haferflocken, Grieß, Buchweizen, Reis, Graupen oder Gerste.

Die Flüssigkeitszufuhr ist nach einem besonderen Rhythmus geregelt, der nicht durchbrochen werden darf, sonst ist der gesamte Kurerfolg gefährdet. Diese Regelung sieht so aus:

Drei Tage der Woche — Montag, Mittwoch und Freitag — sind sogenannte *Trockentage*, an denen der Patient überhaupt nichts trinken darf; erlaubt ist lediglich, den Mund auszuspülen.

Dienstag und Sonnabend sind *Kleine Trinktage*. Da gibt es zum Kurgebäck eine Suppe und ab vier Uhr nachmittags einen halben Liter leichten Landwein, den man über den restlichen Tag verteilt in kleinen Schlucken trinken darf.

Donnerstag und Sonntag sind dann die *Großen Trinktage*. Schon am Vormittag ist ein Glas Rotwein erlaubt und vom Nachmittag bis zum Abend verteilt eine Höchstmenge von einem Liter.

Diese Methode ist zwar strapaziös, dafür aber auch äußerst wirkungsvoll. Sie übt einen starken Umstimmungsreiz auf den Organismus aus. Vor allem an den Trockentagen findet eine Ausspülung der Gewebe statt, da das Blut eine bestimmte Flüssigkeitsmenge braucht und sie von dort beziehen muß. So gelangen gleichzeitig abgelagerte Schlacken und andere Schadstoffe in die Blutbahn und können unschädlich gemacht und ausgeschieden werden.

An den Trinktagen ist es umgekehrt. Nun gelangt wieder Flüssigkeit in die Gewebe. Diese Saug-Pump-Wirkung ist eine hervorragende Entgiftungsmaßnahme und Voraussetzung für den Therapieerfolg. Dem Wein kommt dabei ebenfalls große Bedeutung zu, da er schlackenlösend wirkt.

Als äußere Begleitmaßnahme unterstützen feuchtwarme Ganz- oder Dreiviertelpackungen schweißtreibend den Entgiftungsvorgang. Noch vor kurzem glaubte man, der Patient müsse die ganze Nacht eingepackt werden. Inzwischen weiß man jedoch, daß stundenweise Packungen während des Tages vollkommen ausreichen.

Die eigentliche Kur endet nach drei Wochen mit einem *Großen Trinktag*. Allerdings kann man sie nicht einfach abrupt abbrechen, da der Organismus eine sanfte Umstellung auf die normale Lebensweise braucht. Angezeigt ist eine Nachkur von drei bis vier Tagen, ohne die ein optimaler Therapieerfolg nicht möglich ist.

Die Umgewöhnung beginnt mit einem ersten Mittagessen, das in der Regel aus einer Fleischbrühe mit Reis besteht. Am zweiten Tag nach Kurende wird Butter zum Kurgebäck gereicht, außerdem zu Mittag Huhn mit Reis oder Blumenkohl mit Kartoffelbrei und einem weichen Ei, abends noch einmal alte Brötchen und Wein. Vom dritten Tag an gibt es dann wieder leichte »normale« Kost.

Die Schroth-Kur ist eine Ganzheitsbehandlung im wahrsten Sinn dieses Begriffs: eine hochwirksame, tiefgreifende Entgiftungs- und Entschlackungstherapie, die den Stoffwechsel weitestgehend entlastet und das Immunsystem mobilisiert. Dadurch wird der Körper in die Lage versetzt, sich aus eigenen Kräften zu regenerieren. Ganz im Sinne des Hippokrates: »Es ist immer der ganze Mensch, der behandelt werden muß.«

Ganz besonders wirksam ist die Schroth-Kur bei chronischen Entzündungen aller Art, bei Stoffwechselerkrankungen wie Gicht, Übergewicht, Fettsucht, leichter bis mittelschwerer Diabetes. Ferner bei Blasen- und Nierenleiden, Herz- und Kreislauferkrankungen, zu hohem und zu niedrigem Blutdruck, Erkrankungen der Verdauungsorgane sowie der Harn- und Geschlechtsorgane.

Nicht angewandt werden darf die Schroth-Kur bei allen *akuten* Krankheiten, bösartigen Tumoren, Tuberkulose und Psychosen. Präzise Auskunft erhält man als Patient vom zuständigen Arzt.

Sebastian Kneipp

Pfarrer Kneipp (1821 – 1897) war der bedeutendste
unter den »Wasserdoktoren«. Sowohl seine Therapie als auch die damit verbundenen Forderungen an
die Lebensweise des Menschen sind heute noch weit
aktueller als zu seinen Lebzeiten.

Kneipp war der Sohn armer Webersleute in Stefans-
ried im bayerischen Allgäu. Schon im Kindesalter
mußte er als Hütebub und mit Gelegenheitsarbeiten
zum Lebensunterhalt der Familie beitragen. Ein
wohlhabender Gönner erkannte seine Intelligenz
und schickte ihn aufs Gymnasium in Dillingen an
der Donau. Anschließend ließ er ihn Theologie stu-
dieren, denn der sehnlichste Wunsch seines Schütz-
lings war es, Priester zu werden.

Noch in Dillingen aber hatte Kneipp ein Erlebnis,
das ihn an den Rand des Todes brachte und sein späteres Leben entscheidend beeinflußte. Als Folge der
harten Kindheit, insbesondere der Arbeit am Web-
stuhl in kalten, zugigen Kellern, brach ein Lungenlei-
den bei ihm aus. Der Arzt sah in ihm bereits einen
Todeskandidaten, aber er kannte nicht Kneipps starken Lebenswillen. Er wollte Priester werden und
nicht im jugendlichen Alter begraben werden.

Durch Zufall oder Schicksal fiel ihm ein Buch in die Hände mit dem Titel: *Die wunderbare Heilkraft des frischen Wassers bei dessen innerlichem und äußerlichem Gebrauch durch die Erfahrung bestätigt.* Verfasser war der Schweidnitzer Wasserdoktor Dr. Johann Sigmund Hahn, und eine Kapitelüberschrift lautete: *Wunderbare, schier unglaubliche Genesungserfolge bei schwersten Krankheiten.*

Für Kneipp war das ein Fingerzeig des Himmels. Da er nach ärztlichem Urteil ohnehin nichts mehr zu verlieren hatte, begann er sich nach den in dem Buch beschriebenen Anweisungen zu kurieren. Er sprach jedoch mit niemandem darüber, weil man ihn doch nur davon abgehalten oder ihn für verrückt erklärt hätte. Sicherlich sogar mit einigem Recht, denn was er sich da zumutete, war zweifellos eine Roßkur.

Dreimal in der Woche machte er sich auf den Weg zur Donau, die eine gute Dreiviertelstunde entfernt war. Trotz der Kälte — es war mitten im Winter — zog er sich aus und rannte kurz durch den Schnee, bevor er für ein paar Sekunden in das eisige Wasser tauchte. Dann rubbelte er sich trocken, zog sich an und rannte im Dauerlauf nach Hause zurück, wo er völlig durchwärmt ankam. Fest in Decken gehüllt legte er sich ins Bett und schwitzte eine Stunde lang.

Einen anderen hätte diese Radikalbehandlung das Leben kosten können. Kneipp aber spürte zu seiner

Freude, wie sich sein Zustand von Woche zu Woche besserte, bis er schließlich völlig gesund war. Für den Arzt, der ihn nach einiger Zeit wieder untersuchte, war diese Heilung unbegreiflich, und er sprach staunend von einem Wunder.

Jahre später, als Kaplan in der bayerischen Ortschaft Boos, konnte Kneipp seine inzwischen vervollständigten Kenntnisse der Wasserbehandlung zur Rettung von zweiundvierzig an der Cholera erkrankten Menschen erproben. Wanderburschen hatten die Cholera eingeschleppt, und die Ärzte waren machtlos. Wochenlang war der junge Kaplan von Hof zu Hof unterwegs, um die Kranken auf seine Art zu behandeln. Kaum, daß er sich ein wenig Schlaf gönnte. Doch sein Einsatz lohnte sich. Von den Kranken, die sich ihm anvertraut hatten, starb keiner.

Diese Nachricht verbreitete sich wie ein Lauffeuer, und nun kamen die Kranken von nah und fern, um sich von Kneipp behandeln zu lassen. Das mißfiel allerdings Ärzten und Apothekern, die sich von dem jungen Geistlichen um ihren Verdienst gebracht sahen. Sie beschwerten sich beim Bischof über seine unbefugte Einmischung in Dinge, für die allein sie zuständig seien.

Der Bischof bestellte Kneipp zu sich nach Passau und las ihm streng die Leviten. Er sei Priester und

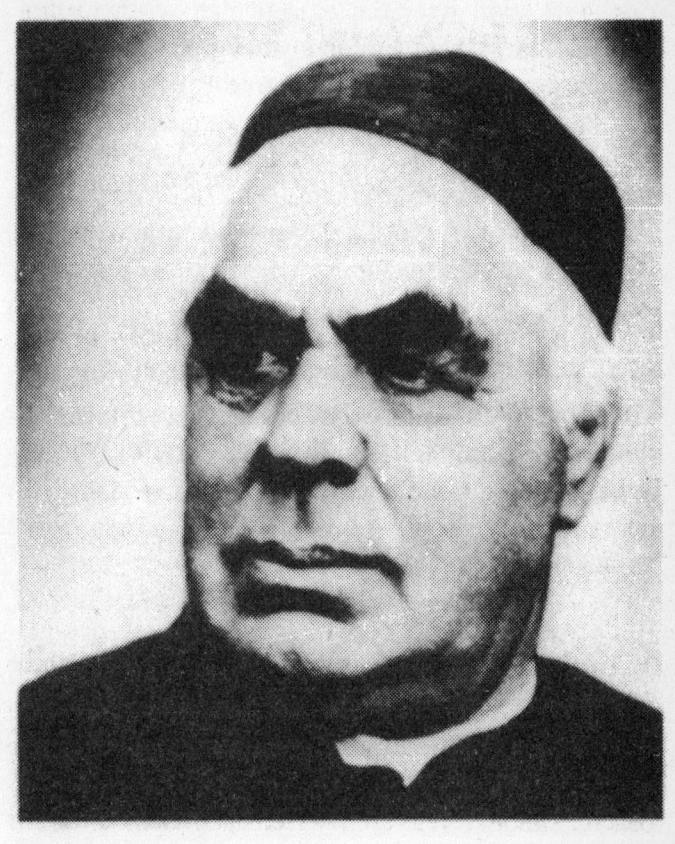

Sebastian Kneipp

kein Arzt und habe sich daher ausschließlich um das Seelenheil seiner Pfarrkinder zu kümmern. Alles andere sei nicht seine Sache. Kneipps bescheidenen Einwand, er habe mit seinen »Eigenmächtigkeiten« viele Menschenleben gerettet, wollte der geistliche Herr nicht gelten lassen. In Zukunft habe er sich gefälligst aus allen Dingen herauszuhalten, die ihn nichts angingen.

Aber der Gemaßregelte brachte es nicht fertig, Kranke abzuweisen, die um seine Hilfe baten. Auf eine erneute Anzeige seiner Gegner versetzte ihn der Bischof als Beichtvater der Dominikanerinnen nach Wörishofen. Natürlich folgten ihm die Hilfesuchenden auch dorthin und ließen sich in der Waschküche des Klosters behandeln.

Im Gegensatz zu anderen Wasserdoktoren, wie beispielsweise Prießnitz, erfolgten seine Behandlungen jedoch in aller Stille. Kneipp fühlte sich in erster Linie zum Seelsorger berufen und verstand das Behandeln der Kranken nur als einen Teilaspekt – wenn auch als einen sehr wichtigen. So vergingen Jahrzehnte, in denen er sein Heilverfahren ständig weiterentwickelte, verbesserte, verfeinerte und durch die Kombination mit anderen Maßnahmen vervollständigte. Er war schon über sechzig, als die Klosterwaschküche für den jährlich wachsenden Zustrom der Kranken nicht mehr ausreichte. Ein Badehaus mußte her, doch wer sollte das bezahlen?

Das Problem löste sich auf wahrhaft »wunderbare« Weise. Zu dieser Zeit nämlich wurde Seine Kaiserliche Hoheit, Erzherzog Joseph von Österreich, so gräßlich vom Ischias geplagt, daß er auf Anraten seiner Tochter anspannen ließ, um sein Heil beim Wörishofener Pfarrer Kneipp zu suchen. Tatsächlich wurde er gesund und bezeugte seine Dankbarkeit durch die Verleihung eines Ordens und die Übernahme der Kosten für das Badehaus.

Kaum war dieses fertig, da reichte es auch schon nicht mehr aus. Es mußte erweitert und nach zwei Jahren durch ein größeres ersetzt werden, denn der Kurbetrieb hatte einen enormen Aufschwung genommen. Mehr und mehr wurde Wörishofen zum Mekka der Heilungsuchenden aus aller Herren Länder.

Zwangsläufig wuchs aber auch die Zahl der Gegner und Neider Kneipps. Sie ließen ihm keine Ruhe, verleumdeten ihn als gefährlichen Quacksalber vor den weltlichen und geistlichen Behörden. Daß sie ihr Ziel — absolutes Behandlungsverbot für den Pfarrer — nicht erreichten, vergrößerte ihre Wut nur noch. Schließlich sorgte ein Bericht des Bischofs dafür, daß Kneipp nach Rom zum Papst zitiert wurde. Verständlicherweise sah er dem Zusammentreffen mit dem Oberhaupt seiner Kirche mit großer Sorge entgegen.

Aber er hatte auch Freunde, wie beispielsweise Erzherzog Joseph von Österreich, der demonstrativ mit ihm nach Rom reiste und ihn sogar zum Treffen mit dem Heiligen Vater begleitete. Das entwickelte sich jedoch ganz anders, als sie es sich vorgestellt hatten.

Papst Leo XIII. hatte nämlich selbst Untersuchungen anstellen lassen und sich ein eigenes Bild von dem Pfarrer und seinen Wasserheilmethoden gemacht. Statt ihn zu tadeln, sprach er ihm sein Wohlwollen aus, schenkte ihm eine goldene Medaille und ermunterte ihn, seine Arbeit zum Wohle der Menschheit fortzusetzen. Damit waren Kneipps Gegner endgültig mundtot gemacht.

In seinem letzten Lebensabschnitt vergrößerte sich der Ruhm des Pfarrers unaufhaltsam. Man überhäufte ihn mit Ehren, er hielt Vorträge im In- und Ausland. Auch unter den Ärzten wuchs seine Anhängerschaft, und drei Jahre vor seinem Tod wurde der »Internationale Verein der Kneipp-Ärzte« gegründet. Tausende sind es heute, die sich ihrem großen Vorbild verpflichtet fühlen und ihre Therapie nach seinen Erkenntnissen ausrichten. Daß diese den Erfordernissen des Menschen im Atomzeitalter angepaßt werden mußte, versteht sich von selbst.

Wie jede vollgültige Naturheilmethode ist auch die Kneipp-Therapie eine Ganzheitsbehandlung. Ihre große Stärke ist die Kombination verschiedenartiger Maßnahmen, deren Zusammenwirken den Heileffekt ausmachen:

Hydrotherapie
Sie umfaßt alle Wasseranwendungen wie Güsse, Bäder, Waschungen, Wickel, Auflagen, Packungen, Dämpfe, Wassertreten, Tau- und Schneelaufen.

Bewegungstherapie
Dazu zählen Gymnastik und Turnen ebenso wie Schwimmen, Radfahren, Wandern, Laufen usw.

Phytotherapie
Darunter versteht man die Behandlung mit pflanzlichen Heilmitteln in Form von Medikamenten und Badezusätzen. Die dazu benötigten Pflanzen wurden zu Kneipps Lebzeiten noch von den legendären Kräuterfrauen gesammelt. Heute zieht man alle Arten von Heilpflanzen auf eigenen Anbauflächen, die laufend überwacht und vor allem nicht mit Chemikalien behandelt werden.

Diätetik
Die Ernährung spielt eine wichtige Rolle in der Kneipp-Therapie, ohne daß engherziger Vegetarismus vorgeschrieben wird. Es wird aber großer Wert auf möglichst naturbelassene, biologisch angebaute Nahrungsmittel ohne ein Zuviel an Kalorien gelegt.

Außerdem sollen alle Genußgifte weitestgehend eingeschränkt werden.

Ordnungstherapie

Kneipp erkannte, daß der Mensch in einem geregelten Rhythmus von Aktivität und Entspannung leben muß, wenn er gesund beziehungsweise gar nicht erst krank werden will. Wichtiger Bestandteil seiner Therapie ist es daher, zu einer ausgewogenen Lebensordnung zu finden und damit zahlreichen durch Körper- oder Psychostreß verursachten Krankheiten weitgehend vorzubeugen.

Die vielfältige Zusammensetzung der Therapie spricht für sich, und es ist selbstverständlich, daß sie nur von Kneipp-Ärzten und besonders ausgebildeten Fachhelfern durchgeführt werden kann.

Allein schon das Herzstück jeder Kneipp-Kur, die *Hydrotherapie* (die Wasseranwendungen), ist eine Wissenschaft für sich. Rund zweihundert verschiedene Formen der Wasseranwendung entwickelte Kneipp, um so individuell wie möglich auf die jeweiligen Bedürfnisse der Patienten eingehen zu können. Sie alle beschreiben zu wollen, würde weit über den hier gegebenen Rahmen hinausgehen. Beschränken wir uns daher auf die gebräuchlichsten Anwendungen in komprimierter Fassung.

Für *Kaltwasseranwendungen* gilt grundsätzlich, daß der Körper des Patienten gut durchwärmt und seine räumliche Umgebung angenehm temperiert sein muß. Als *kalt* bezeichnet man eine Wassertemperatur von 12 bis 18 Grad Celsius, als warm eine Temperatur von 34 bis 38 Grad Celsius. Die Zwischenstufe *temperiert* weist Werte von 19 bis 22 Grad Celsius auf. Temperaturen zwischen 40 und 42 Grad Celsius schließlich gelten als *heiß*.

Güsse

Die Erfahrung lehrte Kneipp und seine Nachfolger, daß man durch das Begießen von Körperpartien verblüffende Heilungseffekte erzielen konnte. Zu seiner Zeit nahm man dazu Gießkannen und Schöpfkellen. Heute bedient man sich eines an die thermostatgesteuerte Mischbatterie angeschlossenen Schlauches von 20 mm Durchmesser. Der Strahl ist etwa handbreit und trifft aus nur 12 Zentimetern Entfernung auf den Körper.

Güsse härten ab und machen widerstandsfähiger gegen Erkältungen und grippale Infekte. Güsse helfen unter anderen gegen Blutdruckstörungen, Krampfadern, Blutstauungen, beruhigen das Herz. Dauer und Anwendungsweise (kalter Guß, Wechselguß, heißer Guß) richten sich individuell nach Zustand und Bedürfnissen des Patienten. Man unterscheidet folgende Arten von Güssen:

Armguß
Dazu beugt sich der Patient mit entblößtem Oberkörper über ein sogenanntes Gußgestell oder (zu Hause) über den Rand der Badewanne.

Brustguß
Hierbei werden die Arme und die Vorderseite des Oberkörpers begossen. Gut für die Atmung.

Knieguß
Ideal für die strapazierten Beine von Berufstätigen, die den ganzen Tag stehen müssen. Begossen werden die Beine von den Fußsohlen bis eine Handbreit über dem Knie.

Schenkelguß
Die verstärkte Form des Kniegusses. Ideal für Amateur- und Leistungssportler sowie für die Behandlung der *Zellulitis* (Orangenhaut). Begossen werden die Oberschenkel bis in Höhe des Gesäßes.

Oberguß
Beginnt wie der Brustguß und bezieht die Rückenpartie mit ein.

Vollguß
Stärkste, kreislaufanregende Reiztherapie, die den ganzen Körper umfaßt.

Gesichtsguß
Nicht nur sehr erfrischend, sondern auch von heilsamer Wirkung bei Migräne, Neuralgien und müden Augen.

Heißer Guß
Damit kann man bestimmte Körperpartien erwärmen, um beispielsweise Muskelverkrampfungen, wie sie beim Hexenschuß entstehen, aufzulockern.

Blitzguß
Wird aus größerer Entfernung mit Wasserdruck verabreicht und wirkt durch die Kombination von Hitze und Druck wie eine Heißwassermassage.

Bäder

Auch bei den Voll- und Teilbädern gibt es wieder vielfältige Varianten der Anwendung.

Kaltes Vollbad
Eine extreme Abhärtungsmaßnahme, die heute nur noch bei sehr robusten Naturen angewendet wird. Sehr beliebt aber immer noch nach dem Schwitzen in der Sauna.

Kaltes Halbbad
Zehn Sekunden in der halbvollen Wanne werden als besonders heilsam bei Verdauungsbeschwerden und Blähungen bezeichnet.

Kaltes Fußbad

Ein Segen für strapazierte Füße und/oder Krampf-
aderbeschwerden. Man verwendet dazu am besten
eine sogenannte Fußbadewanne, aber ein wadenho-
her großer Eimer tut es auch. Hinterher sind ein
paar Runden langsamer Dauerlauf zur raschen
Wiedererwärmung zu empfehlen.

Kaltes Armbad

Es belebt und beruhigt das nervöse Herz. Wenn
man keine Armbadewanne hat, genügt auch das ge-
füllte Waschbecken. Anschließend Armeschwingen
zur Erwärmung.

Warmes Bad

Warme Bäder sind eine beruhigende, entspannen-
de, harmonisierende, vitalisierende Therapie. Als
Vollbad werden sie nur Patienten empfohlen, deren
Herz und Kreislauf keinerlei Schwächen aufweisen.
Ansonsten sind Halb- oder Dreiviertelbäder angezeigt. Bei bestimmten Unterleibserkrankungen haben sich Sitzbäder bewährt.

Um die positive Wirkung des Bades zu vervielfa-
chen, fügt man ihm überwiegend individuell ausge-
wählte *Kräuterzusätze* hinzu. Ihre Inhaltsstoffe
werden von den im warmen Wasser weit geöffneten
Poren aufgenommen, die frei werdenden Dämpfe
gelangen über die Atmung ins Blut. Die nachfolgende Übersicht weist die hauptsächlichsten Badezusät-
ze und ihre Anwendungsgebiete aus.

Ackerschachtelhalm
bei rheumatischen Erkrankungen, Gicht und Hautleiden

Baldrian
zur allgemeinen Beruhigung, bei Nervosität und Schlafstörungen

Eichenrinde
bei Hautleiden und empfindlicher Haut, hautkräftigend

Fichtennadel
Sie wirken erholsam und harmonisierend; bei Schlafstörungen und Nervenschmerzen. Heilungsfördernd bei Entzündungen und Reizzuständen.

Haferstroh
bei Nervosität und rheumatischen Erkrankungen; Gicht

Heublumen
bei Stoffwechselstörungen und rheumatischen Erkrankungen

Kamille
bei Hämorrhoiden und Hautleiden; krampflösend und entzündungshemmend

Kalmus
zur Anregung des Kreislaufs und des Nervensystems

Lavendel
zur Nervenstärkung; bei Unruhe und Nervosität

Melisse
bei Nervosität und Schlafstörungen; zur allgemeinen Beruhigung

Rosmarin
bei zu niedrigem Blutdruck; belebend und kreislaufanregend – darum soll man *abends keine* Rosmarinbäder nehmen.

Thymian
bei Erkältungen und starker Schleimbildung in den Atemwegen

Wacholder
bei Rheuma und Ischias; regt den Stoffwechsel an. Achtung: Nie bei Erkrankungen und Funktionsstörungen der *Nieren* anwenden! Vor der Anwendung von Wacholderbädern immer den Urin untersuchen lassen!

Weizenkleie
bei Erkrankungen der Haut

Zinnkraut
bei Blasen- und Unterleibserkrankungen als Sitzbad

Wassertreten

Wenn man Menschen sieht, die im Storchgang durch ein Wasserbecken stolzieren, denkt man zwangsläufig an den Wörishofener Pfarrer, denn dies ist wohl die typischste aller Kneippschen Wasseranwendungen. Die ideale Therapie für alle Steh- und Laufberufe, periphere Durchblutungsstörungen und chronisch kalte Füße. Man kann sie ohne weiteres auch zu Hause durchführen, indem man in der mit kaltem Wasser gefüllten Badewanne wie ein Storch auf der Stelle tritt. Dauer: circa eine halbe Minute.

Es versteht sich von selbst, daß der Körper *vor* dem Wassertreten gut durchwärmt sein muß und daß man *danach* für Wiedererwärmung sorgt, am besten durch einige Minuten langsamen Dauerlauf.

Taulaufen, Schneegehen

Für diese beiden Varianten des Wassertretens, überwiegend für Gartenbesitzer gedacht, gelten dieselben Regeln wie fürs Wassertreten. Allerdings soll die Anwendungszeit — insbesondere beim Schneegehen — nur ein paar Sekunden betragen. Daß man sich hinterher warmlaufen muß, ist selbstverständlich.

Wickel und Packungen

Lange vor Kneipp gehörten Wickel und Packungen (auch Umschläge, Kompressen, Auflagen usw.) zu den Standardmitteln für den Hausgebrauch. Vinzenz Prießnitz (siehe dort) setzte sie bereits kurmäßig ein. Kneipp entwickelte daraus ein System vielfältiger Anwendungsmöglichkeiten, das heute mehr denn je seine Gültigkeit besitzt.

So hat man beispielsweise die Wahl zwischen wärmeentziehenden und wärmestauenden Wickeln, zwischen Bein-, Brust-, Lenden- und Wadenwickeln, zwischen Schal, heißer Rolle und nassen Strümpfen sowie Anwendungen von Lehm und Heilerde, Kartoffelbrei und Heublumen.

Wie schon gesagt: Die *Hydrotherapie* ist nur ein Teil der Kneippschen Ganzheitsbehandlung. Sie bezieht ihren großartigen Heileffekt aus dem Zusammenwirken mit den anderen — ebenso wichtigen — Behandlungsteilen *Phytotherapie, Bewegungstherapie, Diätetik* und *Ordnungstherapie*.

Und welche Krankheiten können mit den Kneipp-Methoden behandelt werden? In alphabetischer Reihenfolge sind dies:

Allergien, Altersbeschwerden, Altersschwäche, Angina pectoris, Appetitlosigkeit, Arterienverkalkung, Asthma, Aufstoßen, Augenentzündung, Ausschläge, Bartflechte, Bettnässen, Blähungen, Blasenentzündung, Blutandrang, Darmkatarrh, Frühjahrsmüdigkeit, Furunkel, Fußschweiß, Gallenkolik, Gelenkrheuma, Gesichtsschmerzen, Gicht, Hämorrhoiden, Hautentzündung, Hautjukken, Heuschnupfen, Hexenschuß, Hitzschlag, Ischias, Kehlkopfkatarrh, Kolik, Kollaps, Kopfschmerzen, Krampfadern, Kreislaufstörungen, Kreuzschmerzen, Magen-, Darmkatarrh, Magenschmerzen, Magerkeit, Mandelentzündung, Migräne, Mundgeruch, Nasenbluten, Nebenhöhlenkatarrh, Nervenschwäche, Nesselsucht, Nierensteine, Ohnmacht, Rheuma, Scheidenkatarrh, Schlaflosigkeit, Schnupfen, Schwindel, Sehnenzerrung, Sodbrennen, Übersäuerung des Magens, Untersäuerung des Magens, Verdauungsbeschwerden, Wadenkrampf, Wetterfühligkeit, Zahnschmerzen.

Pfarrer Sebastian Kneipp schrieb eine Anzahl von Büchern über seine Erkenntnisse und Erfahrungen. Die beiden wichtigsten erschienen rund ein Jahrzehnt vor seinem Tod im Juni 1897: *Meine Wasserkur* (1886) und *So sollt ihr leben* (1889). Mehrfach äußerte er jedoch den Wunsch, seine Lehren nicht als unantastbares Dogma anzusehen, sondern sie nach dem jeweils neuesten Erkenntnisstand zum Wohl der Menschheit weiterzuentwickeln.

Unangetastet blieben bis heute Kernpunkt und Basis der Kneippschen Lehre: Danach ist Krankheit stets als Folge einer Schwäche der menschlichen Naturkraft anzusehen, und es muß daher Hauptaufgabe der Therapie sein, diese Schwäche zu beseitigen. Ohne Mithilfe der Natur konnte man Krankheit nicht heilen, hatte Kneipp erkannt, und seine heutigen Nachfolger denken nicht anders darüber.

Wie brandaktuell Sebastian Kneipps Erkenntnisse auch und gerade in unserer modernen Zeit sind, beweist einer seiner Kernsätze: »Wenn die Menschen nur halb soviel Sorgfalt darauf verwenden würden, gesund zu bleiben, als sie darauf verwenden, um krank zu werden – die Hälfte aller Krankheiten bliebe ihnen erspart.«

Unter den großen Naturheilern des vorigen Jahrhunderts war der Wörishofener Pfarrer der bedeutendste und erfolgreichste. Das beweisen nicht zuletzt die über 80 000 Mitglieder des noch zu seinen Lebzeiten gegründeten Kneipp-Bundes mit etwa 500 Ortsvereinen und die stattliche Zahl von Heilbädern, Kurorten und Sanatorien, die seinen Namen tragen.

In der Bundesrepublik Deutschland sind folgende Orte Kneipp-Heilbäder:

76887 Bad Bergzabern
57319 Bad Berleburg
95460 Bad Berneck
65520 Bad Camberg
35080 Bad Endbach
49186 Bad Iburg
57334 Bad Laasphe
37431 Bad Lauterberg
56470 Bad Marienberg
53902 Bad Münstereifel
86825 Bad Wörishofen
56154 Boppard
29683 Fallingbostel
36129 Gersfeld
35075 Gladenbach
64689 Grasellenbach
34117 Kassel-Wilhelmshöhe
23714 Malente
88662 Überlingen
34508 Willingen

Folgende Orte sind berechtigt, die Zusatzbezeichnung »Kneipp-Kurort« zu führen:

88326 Aulendorf
01819 Berggießhübel
29549 Bad Bevensen

77740 Bad Peterstal-Griesbach
01814 Bad Schandau
88339 Bad Waldsee
66440 Blieskastel
29389 Bodenteich
54550 Daun
79877 Friedenweiler
87629 Füssen-Bad Faulenbach
87730 Grönenbach
37308 Heilbad Heiligenstadt
32760 Detmold
87541 Hindelang
78126 Königsfeld
54531 Manderscheid
23879 Mölln
34626 Neukirchen, Knüllgebirge
87534 Oberstaufen
87561 Oberstdorf
54646 Olsberg
87724 Ottobeuren
87466 Oy-Mittelberg
32457 Porta Westfalica
83209 Prien am Chiemsee
78315 Radolfzell/Bodensee
77887 Sasbachwalden
88175 Scheidegg
32816 Schieder-Schwalenberg
53937 Schleiden
57392 Schmallenberg-Fredeburg
75328 Schömberg/Schw.

79837 St. Blasien
98714 Stützerbach
78050 Villingen-Schwenningen
79813 Waldkirch
38709 Wildemann
37217 Witzenhausen-Ziegenhagen
33181 Wünnenberg

Wer sich umfassend über die Kneipp-Therapie und Kneipp-Kuren informieren will, wendet sich an den

Kneipp-Bund e.V.
Bundesverband für Gesundheitsförderung
Adolf-Scholz-Allee 6-8
86825 Bad Wörishofen

Leopold Emanuel Felke

Leopold Emanual Felke (1856 – 1926), den man den »Lehmpastor« nannte, wurde in Kläden bei Stendal in der Altmark geboren. Sein Vater war dort Rektor eines Lehrerseminars und ein Anhänger der Homöopathie Samuel Hahnemanns (siehe dort). Selbstverständlich wurden auch die Kinderkrankheiten des kleinen Emanuel und seiner acht Geschwister homöopathisch behandelt. Entsprechend groß war in der Familie Felke das Interesse für die Vorgänge in der Natur.

Schon als Bub wußte Emanuel um die Heilpflanzen und ihre Wirkung auf den Menschen. Mit besonderem Interesse beobachtete er das Verhalten der Tierwelt. Eines Tages wurde er Zeuge, wie sich der beim Kampf mit einem Raubtier verletzte Hund des Nachbarn in einer Lehmkuhle suhlte. Als er das Tier nach ein paar Tagen wiedersah, waren die Wunden so gut abgeheilt, daß man sie kaum noch erkennen konnte.

Daran erinnerte er sich, als er wenig später beim Herumtollen mit seinen Schulkameraden stürzte und sich eine böse Platzwunde zuzog. Kurz entschlossen bedeckte er sie ebenfalls mit einer Lehmschicht, gegen den Rat des Vaters, dem diese Art von Naturheilbehandlung wohl doch etwas zu weit ging. Als die Wunde dann aber tatsächlich prächtig verheilte, war der Vater stolz auf den aufgeweckten Sohn und sparte nicht mit Lob.

Dieses Erlebnis war bestimmend für Leopold Emanuel Felkes weiteren Lebensweg. Zwar studierte er auf väterlichen Wunsch in Berlin Theologie, gleichzeitig aber auch Medizin und Naturwissenschaften. Wie schon als Kind war er ganz besonders an Kräuterheilkunde und den verschiedensten Naturheilmethoden interessiert.

Das Schicksal gab ihm schon bald Gelegenheit, seine Kenntnisse zum Wohl der Menschen anzuwenden. Unmittelbar nachdem er das erste theologische Examen bestanden hatte, kam er als junger Geistlicher nach Kronenberg bei Elberfeld. Er hatte kaum seine Koffer ausgepackt, als in dem Ort eine Diphterie-Epidemie ausbrach. Die berüchtigte »Würgeengel-Krankheit« gehörte zu den schlimmsten Massenübeln der damaligen Zeit, und zu allem Unglück gehörte der einzige Doktor des Ortes mit zu den ersten Opfern.

Zweifellos wäre es ohne den jungen Pastor zur Katastrophe gekommen. Aber der hatte seinen Naturheil-Katechismus gut gelernt und wußte instinktiv, was zu tun war. Entschlossen nahm er den Kampf

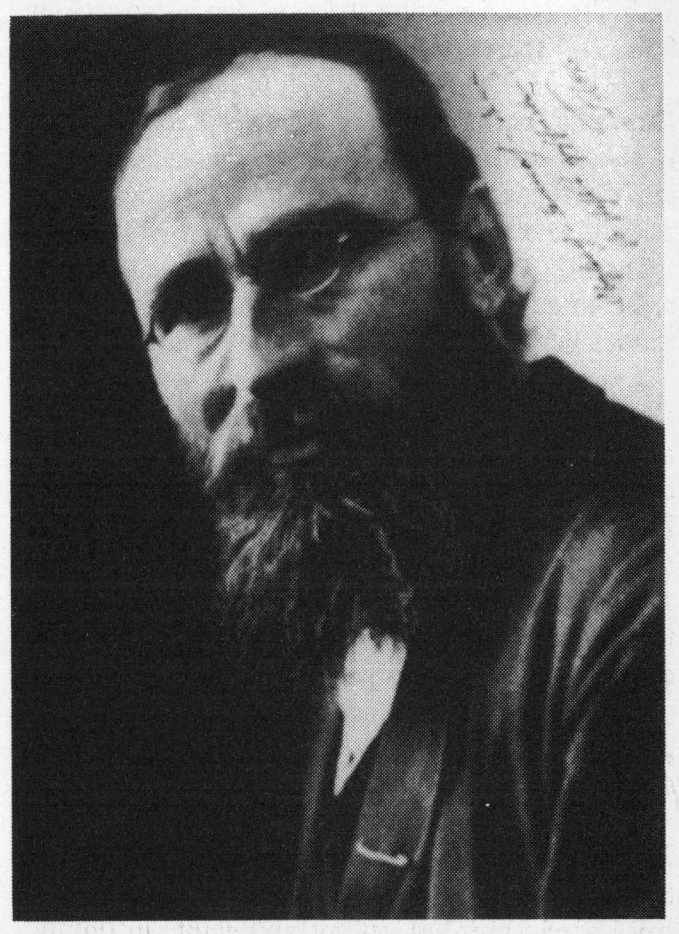

Leopold Emanuel Felke

gegen die tödliche Bedrohung auf, arbeitete bis zur totalen Erschöpfung, gönnte sich wochenlang kaum Schlaf – und blieb am Ende Sieger.

Doch so recht froh werden konnte Felke über den Erfolg seiner Nächstenhilfe-Aktion nicht. Zwar waren die Kronenberger, inklusive des Bürgermeisters, ihrem Retter aufrichtig dankbar. Ohne ihn hätte die Epidemie zweifellos viele Menschenleben gefordert. Aber wie die anderen großen Naturheiler bekam er den Neid und die Mißgunst von Menschen zu spüren, für die solche Verdienste nicht zählten.

Es waren Ärzte aus der weiteren Umgebung, die Felkes mutigen Einsatz als eigenmächtig und unstatthaft bezeichneten. Schließlich sei er als Kirchenmann für die Seelen und nicht für das leibliche Wohl seiner Pfarrkinder zuständig. Das sei einzig und allein Angelegenheit der Ärzteschaft, die jedoch nicht hinzugezogen worden war. Abgesehen davon könne man wahrhaftig von Glück sagen, daß die Methoden, die der geistliche Dilettant angewendet habe, nicht zur Katastrophe geführt hätten.

Das alles und noch mehr stand in der Beschwerde, die die nicht zuletzt auf ihr finanzielles Wohl bedachten Doctores an die zuständige Kirchenbehörde richteten. Leider war man auch dort in Engstirnigkeit und kleinlichem Denken befangen. Statt mit Lob und Auszeichnung wurde Felke mit einer offiziellen Rüge wegen »Kurpfuscherei« bedacht und nach Repelen bei Krefeld versetzt.

Es blieb ihm jedoch keine Zeit, sich über solche Ungerechtigkeit zu ärgern. Sein Ruf als Naturheiler war ihm an die neue Wirkungsstätte vorausgeeilt, und so wurde er nicht nur von der Gemeinde mit Freude und Herzlichkeit empfangen. Auch viele Fremde – zum Teil von weither angereist – hatten sich versammelt, um von Felke Hilfe gegen ihre Leiden zu erbitten. Die meisten sahen in ihm ihre letzte Hoffnung.

Die Kunde von den spektakulären Heilerfolgen des Pastors von Repelen verbreitete sich wie ein Lauffeuer im In- und Ausland. Schon bald war der Andrang Hilfesuchender so groß, daß die Gemeinde eine Kuranstalt baute. Die Leitung hatte Felke, der kurz darauf sein Pfarramt aufgab, um sich ganz der Krankenbehandlung widmen zu können. Außerdem mußte er viel herumreisen, da andere Orte dem Beispiel gefolgt waren und ebenfalls eine Kuranstalt nach dem Muster von Repelen errichtet hatten. Dem massenhaften Ansturm aus aller Welt waren die *Jungborne* – so nannten sich die Felke-Anstalten – dennoch kaum gewachsen.

Wie schon Hippokrates (siehe dort), der große Ahnherr aller Naturheiler, ging auch Felke davon aus, daß Krankheit kein lokales Geschehen sei und daß immer der ganze Mensch der Behandlung bedürfe. Darüber hinaus aber verlangte er von seinen Patienten, daß sie selbst *aktiv* an ihrer Behandlung *mitwirkten*.

Ganz besonders galt das für die Nutzung von Licht und Luft, Erde, Wasser und Bewegung als natürliche Heilkräfte. Ebenso mußten die Kranken ihre Ernährungsweise umstellen und sich an entsprechende Diätvorschriften halten.

Im Mittelpunkt der Therapie aber standen nach wie vor die Lehmschlammanwendungen in Form von Lehmumschlägen, -wickeln, -packungen, -pflastern und -halbbädern. Damit wurden sowohl äußere Verletzungen und Brüche als auch innere Krankheiten erfolgreich behandelt.

Felkes einzige große Reise führte ihn nach New York. Der millionenschwere Fabrikbesitzer Henry Clay hatte von seinen Heilerfolgen gehört und bat ihn um seine Hilfe. Er wurde von einem chronischen Leberleiden geplagt, und die Ärzte hatten es nur immer schlimmer gemacht. Nun setzte er alle Hoffnungen auf den deutschen Pastor. Geld spielte dabei keine Rolle.

Felke brauchte das Geld. Nicht für sich selbst, denn er war ein Mann von größter Bescheidenheit. Aber viele seiner Patienten waren arm, und da er von ihnen keine Bezahlung forderte und ihnen zusätzlich auch noch die Heimreise bezahlte, herrschte ständig Ebbe in den Kassen der »Jungborne«. Also machte er sich auf nach Amerika, wo es ihm gelang, den Millionär innerhalb von zwei Monaten zu heilen.

Mr. Clay machte Felke daraufhin ein verlockendes Angebot. Ein eigenes Krankenhaus und eine eigene Kirche wollte er ihm in New York bauen, wenn er nur dabliebe. Sogar an der Universität würde er lehren können, um seine naturheilkundlichen Erkenntnisse weiterzuverbreiten.

Die Entscheidung fiel Felke nicht leicht. Am Ende siegte seine Liebe zur Heimat und zu den Kranken, die dort sehnsüchtig auf ihn warteten. So dankte er Clay für seine Großzügigkeit und packte seine Koffer. Er wollte so schnell wie möglich wieder nach Hause.

Bald nach seiner Rückkehr übersiedelte der Lehmpastor nach Sobernheim an der Nahe, nicht weit von Bad Kreuznach. Dort hatten Freunde und Anhänger inzwischen einen weiteren »Jungborn« errichtet, den bisher größten und am besten ausgestatteten. Später entstand noch ein weiterer in Diez an der Lahn.

Als größte Ehrung seines an Ehrungen gewiß nicht armen Lebens empfand Felke die Einladung in den

Vatikan zur Audienz bei Papst Pius X. Der Heilige Vater bedankte sich bei dem evangelischen Pastor für sein segensreiches Wirken, ohne Ansehen der Konfession, ohne Unterschied zwischen Arm und Reich. Als der Lehmpastor 1926 starb, begleiteten ihn Tausende, die ihm ihre Gesundheit verdankten, zur letzten Ruhe.

Grundsätzlich hat sich am Charakter der Felke-Kur seitdem nichts geändert. Heute wie damals besteht sie aus einer ebenso sinnvollen wie wirksamen Kombination verschiedenartiger Naturheilmaßnahmen:

1. Lehmbehandlungen

2. Wasseranwendungen
wie Bäder, Güsse, diverse Wickel, Packungen usw.

3. Körperbäder
in Luft und Licht

4. Schwimmen, Gymnastik, Atemtherapie

5. Homöopathische und biochemische Arzneimittelbehandlung

6. Vollwertkost
aus biologischem Anbau, reich an Vitaminen, Mineralstoffen, Fermenten und Ballaststoffen.

7. Umstimmungstherapie

mit Musizieren, Singen, Basteln, unterstützt von autogenem Training (als einziger »moderner« Methode).

Diese Kur wird besonders empfohlen bei
- Stoffwechselerkrankungen wie Fettsucht und Gicht,
- Hautkrankheiten,
- Leber- und Galleleiden,
- Magen- und Darmkrankheiten,
- Herz- und Kreislauferkrankungen,
- Rheuma, Ischias,
- Krampfadern sowie
- Verschleißerscheinungen des Stützgewebes.

Einen hohen Wert haben Felke-Kuren aber auch als Vorbeugungsmaßnahme zur Erhaltung und Kräftigung der Gesundheit sowie zur Nachsorge nach überstandenen schweren Krankheiten. Wer aus gesundheitlichen oder kosmetischen Gründen abspekken will, kann eine Vollfasten-Kur buchen. Und für die Damen gibt es dazu eine kosmetische Ganzheitsbehandlung auf Naturbasis.

Speziell ausgestattete Kuranstalten mit eigenen weiträumigen Parkanlagen in gesundem Mittelgebirgs-Reizklima befinden sich in dem staatlich anerkannten Felke-Kurort 55566 Sobernheim/Nahe.

Wer eine Felke-Kur machen möchte, sollte sich rasch entschließen beziehungsweise Geduld haben. Die Warteliste in den Kurhäusern ist in der Regel ziemlich lang, da die Patienten aus aller Welt angereist kommen. Felke-Kuren werden von den Kassen bezuschußt.

Max Bircher-Benner

Max Bircher-Benner (1867 – 1939) wurde in Aarau in der Schweiz geboren. Er studierte in Zürich Medizin und ließ sich dort anschließend als praktischer Arzt nieder.

Die ersten Praxisjahre waren für den idealistisch eingestellten frischgebackenen Dr. med. eine Zeit der Enttäuschung. Immer wieder erlebte er mit den Methoden, die man ihm auf der Universität beigebracht hatte, Schiffbruch. Immer wieder stieß er an die Grenzen seiner Wissenschaft. Das machte ihn skeptisch und veranlaßte ihn gleichzeitig, sich der Naturheilkunde zuzuwenden.

Als Meilenstein für die neue Richtung erwies sich der Fall einer 60jährigen Patientin, die seit dreißig Jahren an einer schweren Magensenkung mit dramatischen Begleiterscheinungen litt. Dutzende von Ärzten hatten sie erfolglos behandelt und schließlich für unheilbar erklärt. Der junge Bircher-Benner war ihre allerletzte Hoffnung. Und er enttäuschte sie nicht.

Hauptpunkt seiner Therapie war eine strenge Diät, die zu 90 Prozent aus Rohkost bestand: aus Frischobst und Salaten, Nüssen, Vollkornschrotbrot. Einzige warme Zutat: gedämpftes Gemüse. Die Nahrung bestand aus reinen Naturprodukten ohne verfälschende Zutaten wie Zucker, Salz oder Mehl. Lauter Nahrungsmittel übrigens, die die anderen Ärzte den Kranken ausdrücklich verboten hatten.

Die Patientin wurde wieder gesund, und die Rohkostdiät sollte Dr. Max Bircher-Benner weltberühmt machen. In seinen Forschungen war er davon ausgegangen, daß die in Pflanzen gespeicherte Sonnenenergie nach dem Verzehr im Zellstoffwechsel des Menschen oder Tieres wieder frei würde. Dies gelte jedoch nur für den Rohzustand, den er als hochwertige Lichtnahrung bezeichnete. Durch jede künstliche Veränderung der pflanzlichen Nahrungsmittel – also durch Kochen, Braten, Konservieren – werde die gespeicherte Sonnenenergie ganz oder teilweise zerstört und der Gesundheitswert entsprechend gemindert.

Für den Normalfall empfahl er drei Mahlzeiten pro Tag, von denen zwei aus Rohkost bestehen sollten. Im Krankheitsfall mußte die gesamte Ernährung jedoch auf Rohkost umgestellt werden, um den Körper durch die Zufuhr weiterer sogenannter Lichtträger zu stärken und auf Heilungs-Kurs zu bringen.

Medikamente durften nach Bircher-Benners Ansicht nur ausnahmsweise und in minimalen Mengen

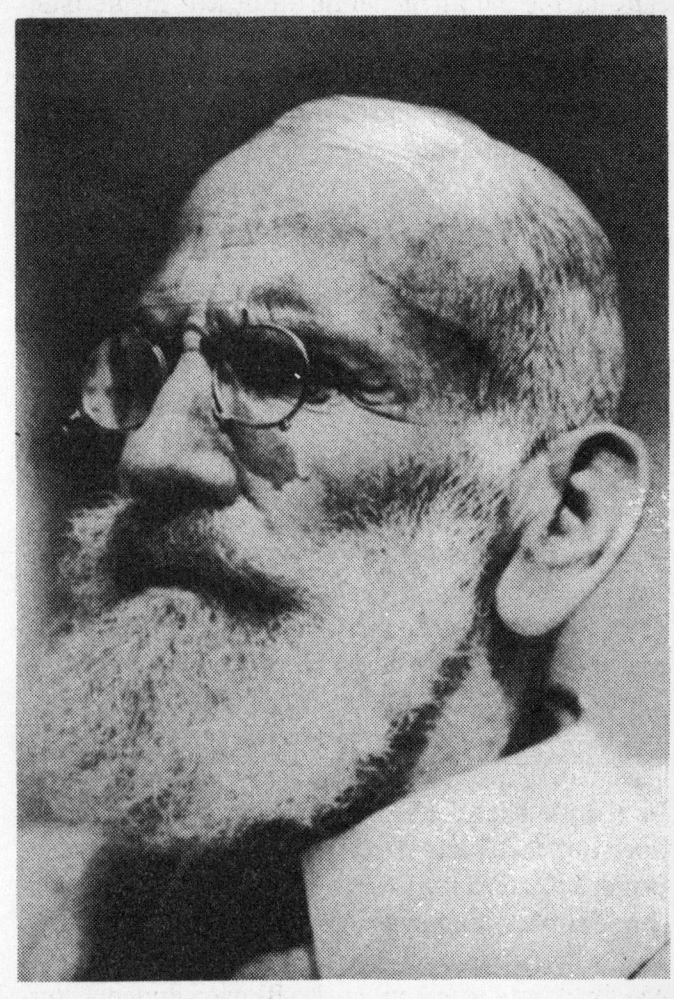

Max Bircher-Benner

verwendet werden, da auch sie einen zerstörenden Einfluß auf die Lichtenergie ausübten. Insbesondere mit dieser Argumentation aber zog er sich Hohn, Spott und die Gegnerschaft einflußreicher Ärztekreise zu, gesteigert noch durch die nicht zu leugnende Tatsache, daß seine neuartige Ernährungstherapie ihm auch noch ungewöhnliche Erfolge einbrachte.

So erfolgreich, daß sich der erst Dreißigjährige einen kostspieligen Wunschtraum erfüllen konnte: Auf dem Zürichberg, umgeben von herrlicher Parklandschaft, eröffnete er im Mai 1897 ein eigenes, prachtvolles Sanatorium, von ihm als »Physikalisch-diätetische Privatklinik« bezeichnet.

Über mangelndes Interesse von Heilungsuchenden aus aller Welt konnte er sich nicht beklagen. Die Therapieplätze waren meist schon auf Jahre im voraus ausgebucht. Die Zahl derer, die ihm dankbar ihre Heilung von meist chronischen Leiden bestätigten, ging mit den Jahren in die Tausende.

Sein Erfolgsgeheimnis: Als einer der ersten Ernährungsforscher hatte er die Bedeutung der falschen Ernährung als Krankheitsursache erkannt. Dr. Bircher-Benner diagnostizierte unter anderen den Mangel an lebenswichtigen Vitaminen und Mineralien einerseits sowie einen krankmachenden Überschuß an Säuren, Eiweiß, Salz und Zucker.

Außer seinen wichtigen Erkenntnissen hinterließ Bircher-Benner auch ein Produkt, das unter dem Namen »Bircher-Müsli« weltweit zum Begriff geworden ist. Hier das Originalrezept für eine Portion:

3 bis 5 Eßlöffel Haferflocken mit 3 EL Wasser am Vorabend einweichen. Morgens 1 EL gezuckerte Kondensmilch und den Saft einer halben Zitrone zufügen. Einen Apfel mit Schale und Kerngehäuse auf einer Raffel reiben und alles schnell mischen. Mit geriebenen Nüssen bestreuen.

Johann Künzle

Zeitgenosse und Landsmann Bircher-Benners war Johann Künzle (1857 – 1945), der später als »Kräuterpfarrer« weltberühmt wurde.

Er war das jüngste von zwölf Kindern eines Bauern in Heiligkreuz bei St. Gallen in der Schweiz. Vom Vater erbte er die Liebe zur Natur und wurde schon als kleiner Bub von ihm über Heilkräuter und ihre Wirkung aufgeklärt. Während seines Theologie- und Philosophiestudiums im belgischen Löwen vervollständigte er sein Wissen auf diesem Gebiet in jeder freien Minute.

Wie wertvoll dieses Wissen war, erwies sich, als der junge Mann an einer schweren Lungenentzündung erkrankte und die Ärzte ihm nicht helfen konnten. Daß er wieder gesund wurde, verdankte er einzig und allein den selbst zusammengestellten Kräutermischungen. Auf die gleiche Weise heilte er wenig später seine von den Ärzten aufgegebene Mutter von einem schweren Herzleiden.

Als Vierundzwanzigjähriger wurde Künzle zum Priester geweiht und wirkte in verschiedenen Orten der Schweiz als Pfarrer. Da seine seelsorgerische

Tätigkeit stets den »ganzen Menschen« umfaßte, konnte es nicht ausbleiben, daß er seinen Pfarrkindern auch im Krankheitsfall beistand, vor allem dann, wenn der Doktor keinen Rat mehr wußte. Und natürlich schickte er auch niemanden weg, der zu ihm kam und um Hilfe gegen sein Leiden bat.

Eine bösartige Grippeepidemie machte den Kräuterpfarrer mit einem Schlag berühmt. Während im weiten Umkreis zahllose Todesopfer zu beklagen waren, errichtete Künzle mit seinen Mixturen aus der Apotheke der Natur ein Bollwerk gegen den Tod. Er machte die Kranken wieder gesund und verhinderte, daß die Gesunden krank wurden. Nur zwei Menschen starben in seiner Gemeinde, und die waren schon todkrank von außerhalb gekommen.

Die Kunde von dem »wundertätigen« Pfarrer verbreitete sich wie ein Lauffeuer. Die wohl unausbleibliche Folge war, daß sich die Zahl der Hilfesuchenden, Kranken und Verzweifelten so vervielfachte, daß Künzle der Doppelbelastung als Seelsorger und Heilkundiger auf die Dauer nicht gewachsen war.

Hinzu kam, daß auch er sich — wie schon die anderen hier erwähnten Naturheiler — ständig Intrigen und Querelen einer neidischen, mißgünstigen Ärzteschaft ausgesetzt sah. Man schwärzte ihn beim Bischof an, weil er den Doctores ins Handwerk pfuschte, und brachte ihn sogar wegen unbefugter Ausübung der Heilkunst vor Gericht. Daß der Pfarrer aus christlicher Nächstenliebe handelte und kein Geld für seine Hilfe nahm, wurde ihm nicht zugute gehalten.

Eines Tages kam ein Junge mit einem schlimm vereiterten Daumen zu ihm, voller Angst, weil der Arzt amputieren wollte. Künzle verordnete ihm die richtigen Kräuter, der Daumen heilte, und der Junge war überglücklich. Nur der Arzt hatte etwas gegen die gute Lösung. Er zeigte den Pfarrer wegen Quacksalberei an, und der Richter war mit ihm einer Meinung. Auf fünfhundert Franken Geldstrafe lautete das Urteil, was zu der Zeit eine stattliche Summe war.

Dieses Urteil verursachte so etwas wie eine kleine Revolution. Künzles Gemeinde wollte nicht hinnehmen, daß ihrem geliebten Pfarrer und Wohltäter so übel mitgespielt wurde. Sie sammelten viertausend Unterschriften für eine Volksinitiative mit dem Ziel, daß dem Kräuterpfarrer die Ausübung seiner Heilmethoden gesetzlich erlaubt werden sollte.

Diese beispiellose Aktion hatte Erfolg. Als einzige bürokratische Hürde blieb nur noch eine Prüfung vor der Sanitätsbehörde, die den Kandidaten über seine Kenntnisse in der Heilkräuterkunde zu befragen hatte. Dabei geriet die Examenskommission in

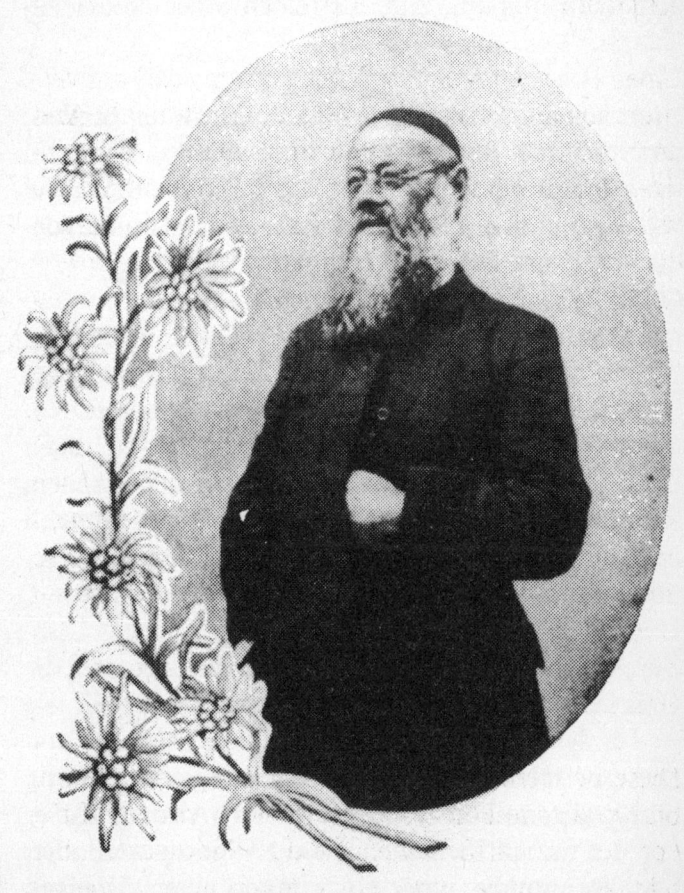

Johann Künzle

arge Verlegenheit, da der Prüfling sie mit einem Wissen verblüffte, dem sie auch nicht im entferntesten gewachsen war. So kürzten die Herren das Verfahren bis auf eine reine Formsache ab und erteilten die Genehmigung zum Betreiben einer Naturheilpraxis.

Von seinem Pfarramt ließ sich Künzle entbinden, um von früh bis spät für seine Patienten tätig sein zu können. So wurde das Chalet »Sonnenheim« in Zizers zum Wallfahrtsort für chronisch Kranke, denen die Ärzte keine Hoffnung mehr machten.

Sie kamen aus allen Teilen der Welt, selbst aus Amerika. Unter ihnen viele Reiche, Berühmte, Hochgestellte. So zum Beispiel ein Maharadscha, der sich in einer Sänfte ins »Sonnenheim« tragen ließ, um sich gegen sein Prostataleiden behandeln zu lassen. Als er sechs Wochen später geheilt nach Indien zurückkehrte, beschenkte er den Kräuterpfarrer mit Gold und Juwelen.

Mit Geld und Geldeswert ging Künzle stets auf die gleiche Weise um. Er behielt davon nur so viel, wie er für seine bescheidenen Ansprüche brauchte und was zur Herstellung seiner Naturarzneimittel nötig war. Alles andere schenkte er den Armen, die er auch umsonst behandelte. Kein Wunder, daß alle, die ihn kannten, von ihm wie von einem Heiligen sprachen.

Als Naturheiler von höchstem Rang war es für Künzle selbstverständlich, daß Seele und Körper des Menschen eine untrennbare Einheit bildeten. Eine Zeitung schrieb damals über ihn: »Er besaß das Geheimnis, gedrückte Seelen aufzurichten und so die Vorbedingungen zu schaffen für eine erfolgreiche Behandlung des kranken Leibes. Er hatte zudem einen eigentlichen intuitiven Spürsinn für die verborgenen Heilkräfte in den Pflanzen.«

Tatsächlich muß man diesen ebenso herzensguten wie hochgebildeten Mann — er beherrschte acht Sprachen in Wort und Schrift — als Wiederentdekker und Erneuerer der jahrtausendealten Pflanzenheilkunde bezeichnen. In seinem Labor untersuchte er die in eigenen Gärten gezüchteten Heilkräuter auf ihre Wirkstoffe. Er entdeckte als erster, wie individuell sie behandelt werden müssen, damit sie ihren wahren Heileffekt entfalten. Er wußte, wie man sie trocknete und präparierte, in welcher Form man sie bei welchem Krankheitsbild mit größtmöglichen Heilungsaussichten verabreichen mußte.

Um die Therapie einerseits zu vereinfachen, andererseits aber die Heilwirkung noch zu steigern, erfand er beispielsweise die Kräutertabletten, von ihm selbst *Lapidartabletten* genannt. Gegen bestimmte, häufig vorkommende Krankheiten stellte er Mischungen aus getrockneten Kräutern zusammen, die er jedoch nicht als Tee verordnete, sondern zerrieb und aus dem Kräuterstaub kleine Pillen preßte. Bei den anderen Darreichungsformen unterschied Künzle zwischen Tees (Aufguß, Abkochung, kalt angesetzt), den Säften, den Fluidextrakten und Tinkturen, den Inhalationen und den Bädern.

Als der Kräuterpfarrer 1945 an einer Herzembolie starb, war er 88 Jahre alt. Er hinterließ ein umfangreiches Schrifttum, darunter das *Große Kräuterheilbuch*, ein fundamentales Werk über die Pflanzenheilkunde. Insgesamt erreichten seine Bücher Millionenauflagen und werden auch heute noch immer wieder nachgedruckt.

Im schweizerischen Ort Minusio entstand nach dem Tod des Kräuterpfarrers ein Zentrum für die Herstellung und den Verkauf seiner Originalheilmittel. Täglich werden die Präparate per Luftfracht in alle Welt verschickt, die Nachfrage ist groß.

Ein bundesdeutsches Beratungszentrum gibt es im Schwarzwaldort Neuenbürg. Dort kann sich jedermann kostenlos über die richtige Behandlungsweise seiner Krankheit mit Künzle-Heilkräuterarzneien informieren. Diese giftfreien Präparate aus der Apotheke der Natur sind von heilender Wirksamkeit bei:

Appetitlosigkeit; Arterienverkalkung in leichten bis mittelschweren Fällen; Asthma; Augenentzündungen; Ausschlägen; Blähungen; Blasenkatarrh; Blutarmut; Blutdruckstörungen; Blutreinigung; Blutstauungen; Durchblutungsstörungen; Brandwunden; Bronchialkatarrh; Darmträgheit; Diabetes (Alters-); Durchfall; Erkältung; Fettleibigkeit; Flechten; Föhnbeschwerden; diverse Frauenleiden; Frostbeulen; Furunkel; Gallenleiden; Gelbsucht; Geschwüren; Gicht; Haarausfall; Halsweh; Hämorrhoiden; Harnsäureüberschuß; Harnbrennen; Harnverhaltung; Hautkrankheiten; Hautausschlägen; Hautjuckreiz; Heiserkeit; Herzbeschwerden; Hexenschuß; Husten; Infektionen (kleinere); Influenza; Ischias; Katarrh; Koliken; Krampfadern; Kreislaufstörungen; Leberleiden; Magen- und Darmentzündung; Magenerkrankungen; Menstruationsbeschwerden; Mundgeruch; Nagelbettentzündung; Nervenstörungen; Neuralgie; Nierenentzündung; Nierengrieß und -steinen; Nierenschwäche; Prostataleiden; Quetschungen; Reisebeschwerden; Rheuma; Rückenschmerzen; Schlaflosigkeit; Schluckbeschwerden; Schuppen; Schwächezustände; Schwindelanfällen; Sodbrennen; Unwohlsein; Verbrennungen; Verdauungsstörungen; Verletzungen; Verstauchungen; Verstopfung; Venenentzündung; Wechseljahrsbeschwerden; Weißfluß; Wunden; Zahnfleischentzündung.

Kräuterpfarrer-Künzle-Heilmittelvertrieb
A. K. Renner
Postfach 42
7540 Neuenbürg / Schwarzwald
Tel.: 0 70 82 / 27 77

Franz Xaver Mayr

Franz Xaver Mayr (1875 – 1965), der als *Semmel-Doktor* Weltruf erlangte, stammt aus einer alteingesessenen Bauernfamilie in Gröbming im Ennstal in der österreichischen Steiermark.

Während des Medizinstudiums an der Universität Graz arbeitete Mayr als Praktikant in der Wasserkuranstalt St. Radegund in der Nähe von Graz. Das war eine Filiale des Prießnitz-Kurhauses in Gräfenberg, die von Dr. Ruprich, einem Schwiegersohn des berühmten Vinzenz Prießnitz (siehe dort) geleitet wurde. So konnte er sich bereits als Student ein recht umfassendes Wissen über Naturheilmethoden aneignen.

Ganz besonders aber interessierte ihn ein Problem, das ihn sein Leben lang nicht mehr loslassen sollte: die Bedeutung von Verdauungsstörungen für den allgemeinen Gesundheitszustand. Mayr war aufgefallen, daß die meisten Patienten, die zur Behandlung in die Kuranstalt kamen, an Verstopfung litten. An der Universität war dies jedoch kein Thema, und auch in der medizinischen Literatur fand er wenig Aufschlußreiches über dieses Leiden. Schlimmer noch: Ein an Verstopfung Leidender galt in der

Regel nicht als behandlungsbedürftig, wenn er nicht noch andere Krankheitssymptome aufwies.

Das war nach Mayrs Meinung eine unverantwortliche Geringschätzung einer schwerwiegenden Gesundheitsstörung. Mit der Zeit lernte er schwere Fälle schon vom bloßen Hinsehen an ihrer Körperhaltung zu erkennen. Fazit seiner Beobachtungen: In der Verstopfung muß die heimliche Ursache für viele chronische Leiden zu suchen sein. Mit der Wiederherstellung der natürlichen Verdauung war man zwangsläufig auch der Heilung der Nachfolgekrankheiten einen Riesenschritt näher.

Über ein Jahrzehnt erforschte Dr. Mayr unzählige Möglichkeiten, das Problem zu lösen. Aber immer wieder führten seine großangelegten Versuche ins Abseits. Bis schließlich – wie bei vielen großen Entdeckungen – der Zufall Regie führte.

Gegen Ende des Ersten Weltkriegs war Mayr als Militärarzt in einem Lazarett tätig. Die Lebensmittelversorgung war miserabel, insbesondere die Diätrationen für die Magenkranken mußten drastisch gekürzt werden. Um sie zu strecken, war Dr. Mayr gezwungen, Fastentage einzulegen. Doch was dann geschah, grenzte ans Wunderbare. Die Miniportionen von Milch, Haferschleim und altem Weißbrot bewirkten das Gegenteil von dem, was Mayr befürchtet hatte: Nicht eine dramatische Verschlechterung im Befinden der Kranken war die Folge, sondern ein geradez sensationeller Aufwärtstrend, der ihm zunächst vollkommen unerklärlich schien.

Erst nach und nach wurde Dr. Mayr klar, daß er dicht vor der lange gesuchten Lösung seines Problems stand. Die Notsituation hatte ihn auf eine heiße Spur gebracht. Jetzt wußte er, in welcher Richtung er weiterforschen mußte, um die ideale Diät zur Heilung schwerer Verdauungsstörungen zu finden. Damit war der Grundstein zur sogenannten *Semmel-Milch-Kur* gelegt, die den Namen ihres Erfinders Dr. Franz Xaver Mayr in aller Welt bekannt machen sollte.

Die Patienten, die Mayr — erst in Karlsbad, später in Wien — regelrecht die Praxis stürmten, schworen auf den »Semmel-Doktor«. Unter ihnen viele Prominente des öffentlichen Lebens, beispielsweise Konrad Adenauer, Lord Beaverbrook, der Vizekönig von Indien. Gegen das bisher unbekannteste, jedoch am weitesten verbreitete und an schlimmen Folgen reichste Leiden der Menschheit — so nannte er die chronische Verstopfung — hatte er mit seiner Kur ein ebenso wirksames wie unschädliches Mittel gefunden.

Im Zentrum der Kur standen Diätmaßnahmen, die streng eingehalten werden mußten. In einem bestimmten Rhythmus durfte der Patient nur luftge-

trocknete Altsemmeln, etwas Milch und Mager-
quark sowie ein weichgekochtes Ei und winzige
Portiönchen Butter und Honig konsumieren.

Auf diese Weise wurde eine tiefgreifende Sanierung
des Verdauungstraktes erreicht, dessen Zustand
Mayr mittels einer von ihm entwickelten Tastme-
thode auch von außen kontrollieren konnte. Im
Idealfall durfte das Dünndarmkonvolut in ent-
spanntem Zustand nur so groß wie zwei Männer-
fäuste sein und keine Gase enthalten. Es mußte in
Höhe des Nabels liegen. Die Bauchdecken sollten
weich eindrückbar sein. Jede Abweichung von dieser Norm war als krankhaft anzusehen und bedurfte der Behandlung.

Mit zur Kur gehörte die Erziehung zur Eßdisziplin,
mit der es nach Mayrs Erfahrung beim überwiegen-
den Teil der sogenannten zivilisierten Menschheit
sehr im argen lag. Allgemein wurde zu viel, zu oft,
zu üppig, besonders aber zu schnell und zu hastig
gegessen. Dabei blieb zwangsläufig das gründliche
Kauen und Einspeicheln des Nahrungsbreis auf der
Strecke, die Vorbedingung für ein normales Funk-
tionieren der Verdauungsorgane. Solange ein Patient diese »Lektion« nicht gelernt hatte, war an ein
Gesundwerden nicht zu denken.

Dr. Franz Xaver Mayr starb im Alter von 90 Jahren
in seinem Geburtsort in der Steiermark. Unter den

Trauergästen, die ihn zur letzten Ruhe geleiteten, war eine große Zahl von Ärzten aus aller Welt, die seine Methode übernommen hatten.

Inzwischen ist das Stoffwechselproblem mehr und mehr in den Mittelpunkt der medizinischen Forschung gerückt. Dr. Mayrs Erkenntnisse sind ein wichtiger Beitrag zu seiner Lösung.

Die Mayr-Kur – laufend aktualisiert und dem neuesten Informationsstand angepaßt – wird von erfahrenen Fachärzten nach wie vor angewandt, vor allem in der Bundesrepublik und in Österreich. Dabei gibt es zwei verschiedene Therapieformen:

Teefasten
Diese Intensivkur dauert nur wenige Tage. Einzige »Nahrung« des Patienten sind dünne Kräutertees und Mineralwasser.

Semmel-Milch-Kur
Altbackene, in Scheiben geschnittene Semmeln müssen lange und gründlich gekaut und eingespeichelt werden. Während des Kauvorgangs nippt man öfter Milch von einem Teelöffel. Auch den abendlichen Tee zur Semmel gibt es löffelchenweise. Das ist Kur-Diät und Erziehung zur Eßdisziplin in einem.

Wer sich über Mayr-Kuren informieren will, wendet sich an folgende Anschriften:

Gesellschaft der Mayr-Ärzte
Postfach 843
6900 Heidelberg

Gesundheitszentrum Mayr-Kurhaus
A – 9082 Maria Wörth-Dellach/Wörthersee

Ferdinand Huneke

Zufall und Irrtum gehören nicht selten zu den Vätern großer, epochemachender Entdeckungen. Die *Neuraltherapie*, eine der wichtigsten Säulen der modernen Naturmedizin, verdankt ihre Existenz einem ärztlichen Kunstfehler.

Dr. Ferdinand Huneke (1891–1966) war der Arzt, dem dieser Fehler unterlief, dem unzählige Menschen Heilung von scheinbar hoffnungslosen Leiden verdanken. Mit seinem Bruder Walter betrieb er eine Gemeinschaftspraxis in Düsseldorf.

Es geschah im November 1925. In seinem Sprechzimmer bemühte sich Dr. Huneke um eine junge Frau, die vor Schmerzen schrie und dabei verzweifelt um sich schlug. Es war seine Schwester Katha. Die 29jährige litt seit Jahren an einer quälenden, schmerzhaften Migräne. Alle Behandlungsversuche waren gescheitert, die Schmerzen hatten sich nur verschlimmert und waren so unerträglich geworden, daß man sie nur mit massiven Antischmerz-Injektionen vorübergehend etwas lindern konnte.

Die Leiden hatten das Leben der jungen Frau verdüstert und sie stark depressiv gemacht. Als die Anfälle in immer kürzeren Abständen auftraten, war sie ins Haus der Brüder gezogen, damit man ihr schneller helfen konnte. Auf ein Leben ohne Schmerz wagte sie schon gar nicht mehr zu hoffen.

An diesem Tag war es besonders schlimm. Dr. Ferdinand Huneke wollte ein neues Präparat versuchen, das ihm ein Kollege empfohlen hatte. Dieser hatte damit gute Erfahrungen bei rheumatischen Schmerzen gemacht.

Was jetzt geschah, konnte der erfahrene Arzt nur als ein Wunder bezeichnen. Kaum hatte er seiner Schwester das Mittel in die Vene gespritzt, da ging eine phantastische Veränderung mit ihr vor. Schlagartig entspannte sich ihr vom Schmerz verkrampfter Körper, das qualvoll verzerrte Gesicht glättete sich, wie von einer Zentnerlast befreit atmete sie tief durch. Zum erstenmal seit Jahren bekamen ihre Augen wieder Glanz. Fassungslos beobachtete Dr. Huneke die unverhoffte Verwandlung.

Tatsächlich war geschehen, was nach Lage der Dinge niemand für möglich halten konnte. Alle Schmerzen und Beschwerden waren im Augenblick der Injektion wie durch Zauberei verschwunden. Und fast noch unglaublicher war, daß sie auch nicht wiederkamen. Eine Dauerheilung in Sekunden — wie war das zu erklären?

Bevor er dieses Rätsel lösen konnte, mußte Dr. Huneke noch einen ziemlichen Schock verdauen. Das »Wundermittel«, so stellte er nachträglich fest, enthielt unter anderem Novocain, das hauptsächlich von Zahnärzten zur lokalen Betäubung beim Zahnziehen benutzt wird. Es sollte daher laut Hinweis der Herstellerfirma immer nur intramuskulär verabreicht, niemals aber direkt in die Vene gespritzt werden. In diesem Fall, so fürchtete man, könnte eine tödliche Gehirnlähmung die Folge sein. Hatte durch dieses Versehen tatsächlich Lebensgefahr für die Patienten bestanden?

Die Untersuchungen, die Ferdinand und Walter Huneke in den folgenden Jahren durchführten, bewiesen das Gegenteil. Ohne Zweifel hatte das Novocain eine den Herstellern bis dahin unbekannte zweite Haupteigenschaft. Es konnte nicht nur betäuben, sondern auch heilen. Durch Zugabe von Coffein machten sie das Mittel noch verträglicher und sogar noch wirkungsvoller. Die neue Mischung wurde jetzt unter dem Namen *Impletol* hergestellt.

Wie bei jeder bedeutenden Neuentdeckung war dies jedoch erst der Anfang. Viele weitere Mosaiksteinchen waren noch nötig, um aus einem Versehen eine komplette neue Behandlungsmethode zu machen.

Als nächstes fand Dr. Huneke heraus, daß das Impletol nicht einmal direkt in die Vene gespritzt werden mußte. Injizierte man es neben der Ader ins Gewebe, trat die gleiche erfreuliche Wirkung ein. Demnach wirkte das Mittel nicht über das Blut, wie es zuerst den Anschein hatte. Der verblüffende Heileffekt bei Patienten, die wie Katha Huneke an chronischen Schmerzzuständen litten, mußte daher über das vegetative Nervensystem zustande kommen, also in dem Teil unseres Nervensystems, den wir mit unserem Verstand nicht kontrollieren können. Zu diesem phantastischen Wunderwerk der Natur gehört eine Art Kabelnetz – mikroskopisch feine elektrische Leitungen, die, aneinandergereiht, zwölfmal den Äquator umspannen würden. Jede unserer 40 Trillionen (!) Zellen ist an dieses Netz »verkabelt« und zu einem lebendigen Ganzen verbunden.

Solange diese geniale Anlage einwandfrei funktioniert, kann sie ihre Aufgabe, alle unsere Lebensvorgänge zu steuern, erfüllen. Tritt jedoch irgendwo im System eine Störung auf, reagiert das *Vegetativum* mit Fehlsteuerungen. Und die Folge davon: Der Mensch wird krank.

Offenbar, so die Schlußfolgerung der Brüder Huneke, bewirkten die Impletol-Injektionen das Gegenteil: Die »Pannen« wurden behoben, die Patienten gesund. Folgerichtig nannten sie die neue Methode *Neuraltherapie*.

Ausschlaggebend für den Erfolg der Behandlung war aber auch, *wo* die Spritze gesetzt wurde. Dabei leistete uraltes Wissen aus dem Bereich der Volksmedizin und der chinesischen Akupunktur wertvolle Hilfe.

Schon vor 5000 Jahren wußte man, daß die Körperorgane mit bestimmten Punkten auf der Haut in engster Verbindung stehen. Die Chinesen setzten dort ihre Nadeln. Setzte man Impletol-Injektionen an die gleichen Punkte, so stellte sich heraus, erzielte man damit einen besonders intensiven und weitreichenden Heilreiz.

Diese Methode mit der Zusatzbezeichnung *Segmenttherapie* erwies sich als außerordentlich erfolgreich bei den verschiedenartigsten Krankheitsbildern, insbesondere wenn die Leiden chronisch und gegen andere Behandlungsversuche resistent waren. So zum Beispiel bei Migräne, Neuralgien, Schlaflosigkeit, rheumatischen Erkrankungen, Asthma, bestimmten Herzerkrankungen, Krankheiten des Magens, der Leber und der Galle, Unterleibsleiden, Vorsteherdrüsenvergrößerung und Gelenkentzündungen.

Sechzehn Jahre nach seinem Versehen mit den segensreichen Folgen machte Dr. Huneke erneut eine wahrhaft sensationelle Entdeckung.

Es begann mit einer Enttäuschung. Bei einer Patientin, die mit einer äußerst schmerzhaften Schultergelenkentzündung zu ihm gekommen war, hatte seine Therapie versagt, ohne daß er sich einen Grund dafür denken konnte. Wenig später kam sie noch einmal wieder, weil ihr eine entzündete Operationsnarbe am Schienbein zu schaffen machte. Diesmal reagierte sie auf die Impletol-Injektion, allerdings auf völlig unerwartete Weise. Von einer Sekunde zur anderen — noch während er die Schienbeinnarbe umspritzte — verschwanden die Schmerzen im Schultergelenk so vollständig, als hätte es sie nie gegeben. Der Arm ließ sich wie in früheren Zeiten beschwerdefrei bewegen, und dabei blieb es auch.

Was an jenem Tag geschehen war, machte Medizingeschichte und wurde in die Lehrbücher als *Sekundenphänomen nach Huneke* aufgenommen. Gleichzeitig eröffneten sich damit völlig neue Perspektiven für die ursächliche Therapie.

Der Beweis war erbracht, daß ein sogenanntes Störfeld für Krankheitserscheinungen irgendwo anders am Körper verantwortlich sein konnte. Unter einem Störfeld hatte man sich Zellen mit gestörten elektrischen Funktionen vorzustellen, die wie Störsender über die Nervenleitungen krankmachende Impulse sendeten. In diesem Fall hatte die Schienbeinnarbe wie ein solcher Störsender fungiert und die Schultergelenkentzündung ausgelöst. So war es auch zu erklären, warum der erste Therapieversuch erfolglos geblieben war. In solchen Fällen mußte unbedingt als erstes das Störfeld beseitigt werden. Die Impletol-Injektion schaltete den Störsender aus und ließ alle von ihm verursachten Krankheitserscheinungen verschwinden. So, als ob man einen Schalter ausknipst.

Heute wissen wir, daß jedem Organ jede Stelle des Körpers zum Störfeld werden kann. Überwiegend handelt es sich jedoch um chronische Entzündungen der Mandeln, im Ober- und Unterkieferbereich und der Stirn- und Nasennebenhöhlen. Zuallererst aber wird der Neuraltherapeut nach Narben suchen, nach Narben jeder Art und jeden Alters.

Sekundenphänomene sind allerdings die Ausnahme und nicht die Regel. Normalerweise dauert die Störfeldsuche ihre Zeit, und auch dann tritt die heilende Wirkung oft nicht sofort ein. In jedem Fall aber ist die Neuraltherapie eine der effektvollsten »Waffen« der modernen Naturmedizin gegen chronische und scheinbar unheilbare Krankheiten.

Selbstverständlich gibt es aber auch Krankheitskomplexe, die mit der Neuraltherapie *nicht* zu heilen sind. Dazu gehören z.B. Geisteskrankheiten, Krankheiten mit überwiegend seelischen Ursachen, Mangelkrankheiten (unter anderen fehlende Vitamine oder Hormone), Erbkrankheiten, fortgeschrittene Infektionskrankheiten, narbig verheilte Endzustände (unter anderen Parkinsonismus, Schrumpfniere oder Schrumpfleber), Krebs (als Begleittherapie und zur Linderung der Symptome können neuraltherapeutische Maßnahmen jedoch durchaus sinnvoll sein).

Es kann kaum verwundern, daß Dr. Hunekes Neuentdeckung längst nicht von allen Ärzten mit Beifall und Begeisterung akzeptiert wurde. Immerhin entsprach sie in keiner Weise dem an den Universitäten gelehrten medizinischen Wissen. Dementsprechend reagierte der überwiegende Teil der Ärzteschaft auf die Neuraltherapie mit Ablehnung, Hohn und Spott – oder einfach mit Nichtbeachtung.

Huneke litt sehr unter der Ignoranz seiner Kollegen, zumal er die Richtigkeit seiner Erkenntnisse inzwischen durch unzählige Heilungen untermauern konnte. Um so mehr genoß er die Anerkennung jener aufgeschlossenen Ärzte, die sich über die engen Grenzen der Hochschullehren hinwegsetzten. Tausende sind es heute auf der ganzen Welt, die die Neuraltherapie zum Wohl ihrer Patienten praktizieren.

Zusammenhänge zwischen schmerzhaften Erkrankungen und verborgenen Ursachen vermutete man übrigens schon im Altertum, wie die nachfolgende Geschichte beweist.

Vor etwa zweieinhalb Jahrtausenden regierte in Ägypten der Pharao Annaper Essa, der an chronischem Gelenkrheuma litt. Sein Leibarzt Arad Nassa hatte bereits alle nur denkbaren Methoden und Mixturen an dem königlichen Patienten ausprobiert, doch ohne jeden Erfolg. Die Qualen wurden immer heftiger und ließen sich durch nichts beeinflussen.

Endlich stellte der verständlicherweise äußerst ungnädig gestimmte Herrscher seinem Arzt ein Ultimatum: Entweder er befreite ihn von seinen Schmerzen, oder der Kopf sollte ihm abgeschlagen werden. Nicht gerade human, aber so streng waren damals die Bräuche.

Da Nassa nichts anderes mehr einfiel, wandte er in seiner Not eine noch kaum erprobte »Außenseiter-Methode« an, von der er gerüchteweise gehört hatte. Er zog dem Pharao sämtliche faulen Zähne, was zu der Zeit eine recht strapaziöse Roßkur war.

Doch siehe da, was er selbst kaum für möglich gehalten hatte, geschah. Kaum waren die faulen Zähne draußen, da verschwanden auch die Schmerzen wie durch Zauberei. Der Pharao fühlte sich wie neu geboren, und der Leibarzt wurde nicht geköpft, sondern reich belohnt.

Das dürfte der älteste überlieferte Bericht über eine Störfeldbehandlung sein.

Wer sich neuraltherapeutisch behandeln lassen möchte und einen versierten Arzt sucht, wendet sich an die

Internationale Medizinische Gesellschaft
für Neuraltherapie nach Huneke e. V.
Zweigstr. 2
82031 Grünwald bei München

Paul Niehans

Unter den für die Geschichte der Naturmedizin bedeutsamen Persönlichkeiten war Professor Dr. Paul Niehans (1882 – 1971) mit Abstand die spektakulärste, die von ihm entwickelte Frischzellentherapie ohne Zweifel die umstrittenste aller hier dargestellten Methoden.

Wie Niehans wurde niemals jemand einerseits in höchstem Ausmaß verehrt, bejubelt, dankbar gepriesen und mit höchsten Ehrungen bedacht – andererseits verhöhnt, verlacht, verspottet und angefeindet. Und niemals zuvor ist eine Behandlungsmethode von Geschäftemachern im weißen Kittel derart hemmungslos ausgebeutet worden wie die Frischzellentherapie. Entsprechend sensationell war schon die ärztliche Verzweiflungstat, mit der alles anfing.

Die Vorgeschichte: Am Abend des 1. April 1931 passierte einem jungen Chirurgen in einem Krankenhaus am Genfer See ein Mißgeschick. Während einer Kropfoperation an einer 60jährigen Bäuerin – normalerweise ein Routineeingriff – verletzte er die Nebenschilddrüse. Das war das Schlimmste, was passieren konnte, denn der Ausfall dieses kaum erbsengroßen Organs ist gleichbedeutend mit dem Todesurteil für den Patienten.

Um nichts unversucht zu lassen, rief der Chef des Unglücksraben seinen Kollegen Dr. Niehans an, der ganz in der Nähe eine Privatklinik betrieb. Der 49jährige experimentierte seit einiger Zeit mit Transplantationen tierischer Drüsen. Vielleicht gab es den Hauch einer Chance, das Leben der Patientin mit Hilfe einer solchen Organverpflanzung zu retten.

Dr. Niehans war sofort bereit, den Versuch zu wagen. Als man ihm die Frau jedoch in den Operationssaal brachte, bereute er seinen Entschluß sofort, denn ganz offensichtlich befand sie sich bereits im Koma. Sie konnte nur noch Minuten, höchstens wenige Stunden zu leben haben. Keinesfalls reichte die Zeit noch aus, die Nebenschilddrüsen eines frisch geschlachteten Kalbes zu verpflanzen, wie er es vorgehabt hatte.

In dieser praktisch hoffnungslosen, dramatischen Situation handelte Dr. Niehans rein impulsiv und gegen jede ärztliche Erfahrung. Er wollte nur nicht tatenlos zusehen, wie ein Mensch vor seinen Augen starb. Hastig zerkleinerte er das tierische Organ und verrührte es in einer Kochsalzlösung. Dann injizierte er das Gemisch in den Brustmuskel der Patientin. Es war — wie schon gesagt — eine reine Verzweiflungstat. Doch dann geschah, was Niehans selbst nicht zu hoffen gewagt hatte: Die Patientin überlebte nicht nur, sie wurde wieder vollkommen gesund und starb erst kurz nach ihrem neunzigsten Geburtstag.

So wurde der 1. April 1931 zum »Geburtstag« der *Frischzellentherapie*. Dr. Niehans hatte entdeckt, daß man mit Injektionen tierischer Organe Heileffekte erzielen konnte. Eine Tatsache, die zwar allen Erkenntnissen der medizinischen Wissenschaft widerspricht, dessenungeachtet aber trotzdem eine Tatsache bleibt.

Niehans selbst konnte nie genau erklären, wie die Heileffekte zustande kamen. Fest stand allerdings für ihn, daß die eingespritzten Organzellen unter bestimmten Voraussetzungen zur Regeneration geschädigter oder geschwächter Organe fähig waren. Alles andere war für ihn von sekundärer Bedeutung. Hauptsache, seine Therapie heilte, wenn andere dazu nicht mehr fähig waren.

Von da an lebte er zwischen zwei Extremen. Da war einerseits die sogenannte offizielle Schulmedizin in Gestalt von Standesfunktionären, Lehrstuhlinhabern und Gesundheitsbehörden. Die Urteile aus dieser Ecke klangen durchweg negativ bis vernichtend, schwankten zwischen Warnung und Verdammung.

Zu Tausendschaften formierten sich andererseits die Niehans-Bewunderer, die durch die Frischzellentherapie von schwerer, unheilbar scheinender Krankheit genasen. Nicht zu vergessen die, bei denen die Organspritze unübersehbar als Altersbremse gewirkt hatte. Sie alle sahen in Niehans verständlicherweise so etwas wie einen Wundertäter, dem ihre uneingeschränkte Bewunderung und Dankbarkeit galt.

Der für die Weltöffentlichkeit sensationellste Heilungsfall und damit der ganz große Durchbruch für die Frischzellentherapie kam 1954. Der Patient war kein Geringerer als Papst Pius XII.

Das Oberhaupt der katholischen Kirche war mehr tot als lebendig, als Niehans in die päpstliche Sommerresidenz Castel Gandolfo gerufen wurde. Pius XII. litt unter ständigem Erbrechen, er spuckte Blut und wurde künstlich ernährt. Ein krampfartiger Schluckauf quälte ihn, der 77jährige war zum Skelett abgemagert und fand keinen Schlaf. Die von überallher angereisten Spezialisten waren ratlos.

Dr. Niehans injizierte dem Heiligen Vater Frischzellen, und etwa fünf Wochen später konnte seine Umgebung nur noch über die Veränderung staunen, die mit ihm vor sich ging. Er aß und schlief wieder, der Schluckauf war verschwunden, der Allgemeinzustand besserte sich rapide bis zur vollständigen Gesundung. Seit vielen Jahren habe der Papst sich nicht so wohl gefühlt, hörte man aus dem Vatikan. Und nicht nur das, er fühle sich auch insgesamt jünger und vitaler. Aus Dankbarkeit ernannte er Niehans zum Mitglied der Päpstlichen Akademie der Wissenschaften, als Nachfolger des verstorbenen Penicillin-Entdeckers Sir Arthur Fleming.

Damit waren Niehans und die Frischzellen sozusagen Lieblingsobjekt der Weltpresse geworden. Mit der beinahe zwangsläufigen Folge, daß es geradezu Mode wurde, sich die wohltätigen Organpräparate verpassen zu lassen. Vorneweg die Mächtigen, Reichen und Berühmten der Erde: Konrad Adenauer, Charles de Gaulle, Winston Churchill, Theodor Heuss, König Ibn Saud, der Herzog und die Herzogen von Windsor, Fürst Rainier von Monaco, Herzchirurg Christian Barnard, Dirigent Wilhelm Furtwängler, Charlie Chaplin, Marlene Dietrich, Leni Riefenstahl, Maria Schell, Marika Rökk, Herbert von Karajan, Anneliese Rothenberger, Inge Meysel, Willy Millowitsch, Fritz Walter, Helmut Schön, Franz Beckenbauer und viele andere.

Es konnte nicht ausbleiben, daß Frischzell-Therapeuten bald wie Pilze aus der Erde schossen, angelockt vor allem vom großen Gelde, das mit der Niehans-Methode zu verdienen war. Und längst nicht alle besaßen die fachliche Qualifikation zu ihrer Anwendung. Aber gerade die Scharlatane unter ihnen waren dafür wahre Meister auf der Reklametrommel. Mit Slogans wie »Jugend aus der Spritze« und »Acht Piekser in den Po – und du bist fit« entfesselten sie einen regelrechten Rummel, der ihnen zu Millioneneinnahmen verhalf.

Daß es durch fehlendes Fachwissen und unsachgemäße Anwendung der Methode hin und wieder zu schweren Zwischenfällen, beispielsweise Eiweißschocks, Infektionen usw. kam, lieferte den Frischzellengegnern zwar neue Munition, wurde aber von der breiten Öffentlichkeit kaum registriert. Dafür spricht schon allein die Tatsache, daß sich in den vergangenen drei Jahrzehnten rund fünf Millionen Menschen mit Frischzellen behandeln ließen.

Bis zu seinem Tod im Alter von 89 Jahren war Professor Niehans ständig um neue Erkenntnisse und Wirkungsweisen seiner Therapie bemüht, unterstützt von Ärzten in aller Welt, die wie er vom segensreichen Effekt der Frischzellen überzeugt waren. Und zwar immer dann, wenn im Körper des Patienten noch regenerationsfähige Zellen in ausreichender Menge vorhanden waren oder krankes und geschädigtes Gewebe wieder vitalisierbar war.

Die Frischzellentherapie wurde bei folgenden Krankheitsbildern durchgeführt:

● zur Regeneration und Vitalisierung

- bei streß- und altersbedingten Abbauerscheinungen

- bei veranlagungsbedingten Schädigungen und Leistungsminderungen

- bei krankheitsbedingten Organschäden

- bei Geschwulstbehandlungen als Begleit-Therapie zur Stärkung der Abwehrkräfte

Als ideale Frischzellenspender erwiesen sich speziell für diese Zwecke gezüchtete gefleckte Bergschafe, die eine besonders robuste und vitale Konstitution besitzen. Außerdem sind sie äußerst widerstandsfähig gegen Witterungseinflüsse und Infekte aller Art. Von allen Säugetieren hat diese Schafgattung die weitaus geringste Veranlagung zum Krebs.

Zur Therapie werden frische, zerkleinerte Organ- und Gewebeteilchen von noch nicht geborenen Tieren verwendet; unmittelbar nach der Schlachtung und ohne Zwischenschaltung von Konservierungsverfahren. Während der Aufzucht werden die Tiere von allen ungünstigen Umwelteinflüssen, zum Beispiel Straßenstaub, Abgase, chemische Futtermittelzusätze usw. ferngehalten, um nachteilige Auswirkungen auf Wachstum, Entwicklung und Gesundheitszustand zu vermeiden.

»Frischzellentherapie« — so Professor Dr. Siegfried Block, Niehans-Schüler, Präsident der Gesellschaft für Frischzellentherapie und Sanatoriumschef — »ist ein biologisches Behandlungsverfahren, das durch fetales und jugendliches Ersatzmaterial echte Reparaturvorgänge in den verschiedenen Organbereichen und somit eine Revitalisierung ermöglicht.«

Im August 1987 kam es in der Auseinandersetzung zwischen Befürwortern und Gegnern der Frischzellentherapie zu einem neuen spektakulären Höhepunkt. Auf Drängen der Gegner nahm das Berliner Bundesgesundheitsamt drei Todesfälle im Umkreis der Therapie zum Anlaß, die Behandlung mit gefriergetrockneten Tierzellpräparaten — eine Methode, die Niehans noch selbst entwickelt hatte — vorläufig zu verbieten. Einige Bundesländer erweiterten das Verbot auch auf die Frischzellen.

Das letzte Wort ist noch nicht gesprochen, zumal es sich bei den Todesfällen eher um Behandlungsfehler zu handeln scheint. Sollte es jedoch zu einem endgültigen Verbot kommen, so ist mit Sicherheit nicht die Therapie des Professors Niehans die Hauptschuldige. Schuld werden vielmehr jene Ärzte und Heilpraktiker sein, die sich seiner Methode ohne eigenes fundiertes Fachwissen bedient haben, um sich damit zu bereichern.

Von dieser Personengruppe ist inzwischen tatsächlich so Haarsträubendes bekannt geworden, daß man sich wundern muß, warum der Gesetzgeber ihrem Treiben nicht schon längst ein Ende gesetzt hat. Beispielsweise wurden in den Schlachthöfen aus unkontrollierten Tieren Organe entnommen, ohne besondere Sicherheitsvorkehrungen verarbeitet und den Patienten eingespritzt.

Vorwürfe solcher Art kann man den seriösen Frischzellentherapeuten nicht machen. Und wenn sie auch nicht wissenschaftlich exakt erklären können, wie ihre Kuren wirken – den Patienten kümmert das nicht. Er ist nur daran interessiert, daß sie wirken – denn: Wer heilt, hat recht!

Informationen über die Frischzellentherapie gibt die

Deutsche Gesellschaft für Zell-Therapie
Savignystr. 30
6000 Frankfurt/M.

Hans-Heinrich Reckeweg

Professor Dr. med. Hans-Heinrich Reckeweg
(1905 – 1986) wurde als Sohn eines Lehrers in Her-
ford/Westfalen geboren.

Schon während seines Medizinstudiums beschäftig-
te er sich ständig mit pharmakologischen und toxi-
kologischen Selbstversuchen, vorwiegend mit allo-
pathischen Arzneimitteln, deren unerwünschte, damals noch nicht bekannte beziehungsweise unbeach-
tete Nebenwirkungen er später als solche identifizie-
ren konnte. Aber auch homöopathische Arzneimit-
telprüfungen nahm er am eigenen Körper vor.

Als wissenschaftlicher Leiter einer bedeutenden
Herstellerfirma biologischer Medikamente hatten
seine Forschungen das Ziel: ein wissenschaftliches
Fundament für die Denk- und Heilweisen der modernen Naturmedizin zu schaffen. Das gelang ihm
mit der *Lehre von den Menschengiften (Homoto-
xinlehre)*, die auf den Erkenntnissen des Hippokrates (siehe dort) und der Homöopathie Samuel Hahnemanns (siehe dort) aufbaut.

Reckewegs Menschengiftlehre ist gleichermaßen
Schlußpunkt in der Geschichte der Naturmedizin

wie zukunftweisender Beginn einer modernen Naturmedizin. Deshalb sollen nachfolgend die wichtigsten Aspekte seiner Lehre in komprimierter, allgemeinverständlicher Form dargestellt werden.

Alle Lebensäußerungen beruhen auf der Umsetzung chemischer Verbindungen, aus denen der Organismus besteht. Sie sind von entscheidender Bedeutung für Gesundheit und Krankheit.

Der menschliche Organismus ist ein genial konstruiertes Fließsystem: Stoffe strömen ein in Form von Nahrung, Atemluft usw., treten in Reaktion zu den Organen des Systems, verändern diese, werden selbst dabei verändert und verlassen schließlich wieder das System. Zuträgliche Stoffe verursachen keine Störungen, giftige Substanzen – *Menschengifte/Homotoxine* – lösen hingegen Abwehrmaßnahmen aus, die uns krankhaft erscheinen.

Krankheit ist also der Ausdruck eines Abwehrkampfes gegen innere und äußere Menschengifte. Ein natürlicher Zweckmäßigkeitsvorgang, der der Unschädlichmachung und Ausscheidung der Gifte dient. Gleichzeitig sind Krankheitssymptome Hilferufe des Körpers nach solchen Hilfsmitteln, die ihn in seinem Abwehrkampf unterstützen.

Diesen Abwehrkampf leisten die körpereigenen Abwehrsysteme: die *humorale* Abwehr (gegen Infektionen durch Bakterien, Protozoen, Viren) und die *immunologische* Abwehr (gegen Krebszellen und Zellgifte).

Das durch Menschengifte ausgelöste Geschehen im Organismus verläuft in sechs Phasen.

In der ersten, harmlosesten Phase werden die eingedrungenen Gifte relativ problemlos wieder ausgeschieden, durch Schleim, Auswurf, Durchfall usw.

In Phase zwei muß der Körper bereits Fieber erzeugen, um die Krankheitserreger »verbrennen« und mit dem Schweiß ausscheiden zu können.

In der dritten Phase schließlich kann er sie nicht mehr ausscheiden. Er muß sie an Stellen ablagern, wo sie ihm nicht unmittelbar gefährlich werden können, zum Beispiel in Gelenken, oder es entstehen Nieren- und Gallensteine.

In den Phasen vier bis sechs wird es dann dramatisch. In diesen Stadien ist die Abwehr so weitgehend geschwächt, blockiert oder gar zusammengebrochen, daß sie schließlich der Giftübermacht erliegt. Wichtige Funktionen im Fließsystem sind geschädigt, wie die Zellatmung und der Fermenthaushalt. Die Erreger können daher direkt in die Zellen eindringen und dort ihr Zerstörungswerk beginnen.

Beim Entstehen dieser *zellulären* Phasen vier bis sechs spielen Schulmedizin und Pharmaindustrie eine verhängnisvolle Rolle. Anstatt nämlich die körpereigene Abwehr in ihrem Kampf gegen die Menschengifte sinnvoll zu unterstützen, greift die schulmedizinische Therapie mit Brachialgewalt in das Geschehen ein und versucht, die natürlichen Giftabwehrvorgänge massiv zu unterdrücken.

Die zwangsläufige Folge ist eine gefährliche Kettenreaktion! Da die eingedrungenen Schadstoffe weder entgiftet noch ausgeschieden oder abgelagert werden können, bleiben sie weiter wirksam und verursachen durch sogenannte Rückvergiftung neue und wieder andersgeartete Krankheitsbilder.

Aber nicht nur das. Mit der Verabreichung von Chemotherapeutika werden dem Körper auch noch zusätzliche Gifte zugeführt. Jedes chemische Medikament enthält ja meist sogar mehrere Giftstoffe, die nun – dank einer geschwächten beziehungsweise blockierten Abwehr – ihre unheilvolle Wirkung voll entfalten können. Auf diese Weise entstehen die sogenannten *iatrogenen*, das heißt durch die ärztliche Behandlung verursachten Krankheiten. Ihr Charakter ist meist weit bösartiger als der des ursprünglichen Leidens.

Durch die rabiate Unterdrückung einer Grippe zum Beispiel können die Chemotherapeutika Magengeschwüre entstehen lassen, aus der Behandlung eines Handekzems kann eine Angina pectoris resultieren. Besonders dramatisch kann sich die Unterdrückung einer Mandelentzündung (Angina) mit Antibiotika und Sulfonamiden auswirken. In solchen Fällen können unter anderem schwere Rheumaformen, Nierenentzündungen, Asthma, Diabetes, Epilepsie, Schwachsinn, Arthrosen, Herzmuskel- und Leberschäden und schließlich Krebs die Folge sein.

Daraus ist grundsätzlich zu folgern: Schulmedizin und Chemie können kurzfristig einen Zustand bewirken, den der Patient subjektiv als Heilung empfindet. In Wirklichkeit ist jedoch das Gegenteil geschehen: Durch die Unterdrückung der natürlichen Zweckmäßigkeitsvorgänge und zusätzliche Giftschäden hat eine Verschiebung des Geschehens im Körper stattgefunden, und zwar von den »gutartigen« Phasen eins bis drei in die »bösartigen« Phasen vier bis sechs. Die Gifte sind nicht ausgeleitet, sondern geradezu in die Zellen getrieben worden. Auf diese Weise entstehen die berüchtigten Therapieschäden, die zum chronischen Siechtum führen können.

Für die naturmedizinische Therapie gilt dagegen die Formel: »Heilung ist Freiwerden von Giften!«

Logischerweise steht dabei die totale Mobilisierung der körpereigenen Abwehrsysteme im Mittelpunkt.

Indem man die natürlichen Funktionen anregt und stärkt, anstatt sie zu schwächen und zu blockieren, ist der entscheidende erste Schritt zur Heilung schon getan, zumal die dabei verwendeten biologischen Arzneipräparate keine chemischen Gifte enthalten und somit auch keine schädigenden Nebenwirkungen auslösen können.

In der Naturmedizin versteht sich der Arzt immer als Helfer der Natur und des von ihr geschaffenen »Fließsystems Mensch«. Er setzt seine Hilfe dort ein, wo sie nötig ist. Damit unterstützt er den natürlichen Heilungsprozeß. Durch die gezielte naturmedizinische Therapie wird ebenfalls eine Verschiebung der Giftlage im Körper erreicht, in diesem Fall jedoch in umgekehrter Richtung, nämlich aus dem Bereich der bösartigen zellulären Phasen vier bis sechs in den der gutartigen Giftausscheidungsphasen eins bis drei.

So ist ein plötzlich auftretender fieberhaft-entzündlicher Zustand während der Therapie auch kein Grund zur Beunruhigung für den Patienten, sondern vielmehr eine *Heilreaktion*.

Sie zeigt an, daß die Abwehr wieder funktionstüchtig und auf dem besten Weg ist, mit den eingedrungenen Menschengiften fertig zu werden. Sobald diese den Körper auf natürlichem Wege verlassen haben und die von ihnen verursachten Schäden durch eine gezielte Regeneration der betroffenen Organe behoben sind, ist der Patient gesund.

Methoden und Arzneimittel der modernen Naturmedizin sind also darauf ausgerichtet, den Körper im Abwehrkampf gegen Menschengifte zu unterstützen und so auf natürliche Weise das innere Gleichgewicht – sprich Gesundheit – wiederherzustellen. Dafür steht die Formel des Hippokrates: »Der Arzt kuriert – die Natur heilt!«